がん哲学外来コーディネーター

樋野興夫【編】

みみずく舎

序

　現在，多くの人ががんと診断され，がんが原因で死亡している。1981年以降，日本人の死亡原因の第1位ともなっている。

　当然ながら，国としてもさまざまな取り組みが進められており，たとえば，がん対策推進基本計画の一つとして，がん医療に関する相談支援・情報提供が挙げられている。

　しかし，患者の抱える不安や悩みは，病状や治療に関することのみではない。事務的な話にとどまらず，一人一人の人生に一歩踏み込んで対話することによって，その人の状況に応じた，その人が希望する在り方を尊重しつつ，今後の生き方を共に考えることが，「がん相談」の理想像ではないかと思う。

　とはいえ，多忙な医療現場では，病状や治療の説明だけで手一杯で，患者と十分に対話する時間的余裕はないというのが現状である。

　「がん哲学外来」は，その理想を実現化する，すなわち，医療における「隙間」を埋める一つの試みとして開設したものである。予想外に，しかし幸いにも，多くの賛同者を得るに至り，NPO法人化（今年7月に，一般社団法人化へと進展），さらには，そこから派生して設立された「がん哲学外来市民学会」を通して，全国でネットワークを形成しながら，活動を展開している。

　そして，そのネットワーク形成の役割を担う人材として提案され，今後の活躍が期待されるのが，本書のメインテーマ「がん哲学外来コーディネーター」である。コーディネーターには，「一般社団法人 がん哲学外来」により年に一度（2013年現在）開催されている「養成講座」を受講すれば，誰でもなることができる。

　たとえば，がん哲学外来の活動展開の一つの形として，「カフェ」の運営がある。がん患者・家族，医療従事者，その他が，お茶を飲みながらリラックスした雰囲気で自由に語り合い，交流をもつ場である。病院内に設置されているケースもあるが，主に，地域の有志により全国各地で次々と開催されてきてい

る．各地域の特色を活かした取り組みや多様性が見受けられ，大変頼もしく，また，興味深い．

　しかしその一方で，カフェ活動の質を維持し，問題の発生を未然に防ぐための仕組み，いわば「共通の規範」を設けることも必要かつ重要となってくる．そのような規範を身に着けた人材，「がん哲学外来コーディネーター」がカフェスタッフの中にいれば心強い．その養成が「一般社団法人　がん哲学外来」の主導によるものであるという意味で，社会的な信頼も担保できよう．

　本書では，「がん哲学外来コーディネーター」設置が提案されたいきさつやその願い，そして具体的な活動事例を紹介しつつ，現代の医療，ひいては社会の抱える問題点，患者・家族をはじめ当事者が本当に求めていることとは何かを考察する．

　すでにコーディネーターとして活躍中の方々や関係者からも，多数執筆していただいた．現在の日本のがん事情について解説した章も設けてある．がん問題やコーディネーターに興味をもたれた方々にとってよき入門書として，また，実際に活動するに当たってのヒント集として，ご活用いただければ幸いである．

　　2013年8月

編者　樋野興夫

編集者*・執筆者一覧

樋野興夫*	順天堂大学医学部病理・腫瘍学教授／一般社団法人 がん哲学外来理事長
白髭　豊	白髭内科医院院長
北澤彰浩	佐久総合病院副診療部長／がん哲学外来研修センター運営委員長
松本武敏	にしくまもと病院在宅ハブセンター長
溝口　修	横浜がん哲学外来事務局長
前川知恵子	東久留米がん哲学外来事務局
野口朋子	東京土建国民健康保険組合
池田紀子	福島県立医科大学附属病院臨床腫瘍センター医療ソーシャルワーカー
木下惠美子	㈱BLA　副社長／富士山記念 山梨がん哲学外来事務局
田中延善	福井県済生会病院院長
宗本義則	福井県済生会病院集学的がん診療センター長
小林久子	全国健康保険協会長野支部健康指導保健師／カウンセラー
井坂由季子	一般社団法人 KCC & T 理事／カウンセラー
桃井和馬	写真家／ノンフィクション作家
角田知暁	国立病院機構沼田病院看護師
見供　修	国立病院機構沼田病院がん診療部長
桑原英眞	国立病院機構沼田病院名誉院長
大野克美	㈱日進舘代表取締役社長
車屋知美	福井県済生会病院臨床心理士
河内康恵	福井県済生会病院がん相談支援室専任看護師
吉川千恵	福井県済生会病院集学的がん診療センターマネージャー
大和豊子	元 国立療養所長島愛生園副園長
西村元一	金沢赤十字病院副院長
向山雄人	がん研究会有明病院緩和治療科部長
山田圭輔	金沢大学附属病院麻酔科蘇生科講師

谷　一彦	福井県済生会病院緩和ケア病棟所長
松本　静	墨田区役所職員
椎名美恵子	訪問看護ステーションみけ所長
宮原富士子	㈱ジェンダーメディカルリサーチ代表取締役社長／ケイ薬局薬剤師
下川友香理	総合メディカル㈱そうごう薬局天神中央店薬剤師
秋山素子	総合メディカル㈱そうごう薬局天神中央店薬剤師
原田剛光	総合メディカル㈱そうごう薬局天神中央店薬剤師
石田懐子	主婦
杉田あゆみ	コピーライター
青木裕子	軽井沢朗読館館長／元NHKアナウンサー
宇都宮宏子	在宅ケア移行支援研究所宇都宮宏子オフィス代表／看護師
岡本左和子	奈良県立医科大学健康政策医学講座助教／患者・家族と医療をつなぐNPO法人 架け橋理事
小嶋修一	㈱TBSテレビ報道局解説委員
森　まどか	アナウンサー／医療ジャーナリスト
飯島惠子	NPO法人 ゆいの里代表
堀田聰子	労働政策研究・研修機構研究員
本田麻由美	読売新聞東京本社社会保障部記者
櫻井晃洋	札幌医科大学医学部遺伝医学教授
堀田知光	国立がん研究センター理事長
安藤　潔	東海大学医学部血液・腫瘍内科教授
石田　卓	福島県立医科大学附属病院呼吸器内科准教授・臨床腫瘍センター長
加藤誠之	岩手県立中央病院がん化学療法科長
福田　護	聖マリアンナ医科大学附属研究所ブレスト＆イメージング先端医療センター附属クリニック院長
柳田邦男	ノンフィクション作家
村島隆太郎	佐久市立国保浅間総合病院院長

（執筆順・2013年9月現在）

目　次

序 ……………………………………………………………………樋野興夫…i

I　実践編

1. 今，求められていること …………………………………………………1
   - 1.1 「がん哲学外来」とは …………………………………………………1
     - a. 対話型外来という試み ……………………………………樋野興夫…1
     - b. がん哲学外来の役割 ………………………………………白髭　豊…4
   - 1.2 「がん哲学外来コーディネーター」とは ……………………………10
     - a. コーディネーターの使命 …………………………………北澤彰浩…10
     - b. コーディネーターに求められる素養 ……………………松本武敏…15
   - 1.3 各地で展開するがん哲学外来 ………………………………………21
     - 横浜がん哲学外来 ……………………………………………溝口　修…24
     - 東久留米がん哲学外来 ………………………………………前川知恵子…26
     - 東京土建国民健康保険組合　がん哲学外来 ………………野口朋子…28
     - 吉田富三記念　福島がん哲学外来 …………………………池田紀子…31
     - 富士山記念　山梨がん哲学外来 ……………………………木下惠美子…33
     - 浅井三姉妹記念　福井がん哲学外来 ………………田中延善・宗本義則…34
     - 佐久がん哲学外来ひとときカフェ …………………………小林久子…36
     - がん哲学外来お茶の水メディカル・カフェ in OCC ………井坂由季子…38
     - 多摩市立グリーンライブセンター　河井道記念　恵泉　がん哲学外来
       グリーンライブ・カフェ …………………………………桃井和馬…40
     - 内村鑑三記念　メディカルカフェ・沼田　がん哲学外来
       ……………………………………………角田知暁・見供　修・桑原英眞…42

がん哲学外来カフェ in 万座 …………………………………大野克美…*45*
　　福井県済生会病院メディカルカフェ…車屋知美・河内康恵・吉川千恵…*46*
　　神谷美恵子記念 がん哲学外来カフェ in 長島愛生園…………大和豊子…*49*

2. 当事者の思い …………………………………………………………*51*
2.1 医療従事者の立場から ………………………………………………*51*
　a. 自分にとってのがん哲学外来―触れるか触れないかの感じで
　　　手を差しのべる場所― ……………………………………西村元一…*51*
　b. がんの痛みを取り除く―がん緩和治療内科医の視点から―
　　　………………………………………………………………向山雄人…*54*
　c. スピリチュアルペイン軽減のために ……………………山田圭輔…*58*
　d. がんと共に生きる人を支えるために ……………………谷　一彦…*61*
　e. 保健や福祉の「隙間」を埋める―墨田区での取り組みを例に―
　　　………………………………………………松本　静・椎名美恵子…*63*
　f. 地域住民の心に寄り添う空間づくりを …………………宮原富士子…*67*
　g.「まちかど保健室」のような存在に―保険調剤薬局薬剤師として―
　　　…………………………………下川友香理・秋山素子・原田剛光…*69*

2.2 患者・家族，市民の立場から ………………………………………*73*
　a. 語り合うだけで安心と慰めになる―「がん」を体験して―…石田懐子…*73*
　b. 家族の「隙間」を埋めたがん哲学外来 …………………杉田あゆみ…*74*
　c. Yさんからの手紙 …………………………………………青木裕子…*77*

2.3 さまざまなサポートの形 ……………………………………………*81*
　a. 患者に伴走する―退院支援から在宅ケア移行支援へ―…宇都宮宏子…*81*
　b. 院内患者支援員「ペイシェント・アドボケート」
　　　―米国の病院に見る患者支援― …………………………岡本左和子…*83*
　c. 医療の隙間を埋める「がんサバイバー」 ………………小嶋修一…*88*

3. がんと共存する社会 ·· *92*
  a. 1人1人ががんを考え，がんを生きる社会へ ·············森まどか··· *92*
  b. 認知症か，がんか―これからの高齢者介護― ············飯島惠子··· *96*
  c. 地域でともに生きる―慢性疾患ケアモデルを手がかりに―
     ··堀田聰子··· *99*
  d. 生きる意味を対話する ·······························本田麻由美··· *103*

II 理論編―がん学入門―

1. 日本のがん統計 ···櫻井晃洋··· *111*
  a. 主ながん疫学統計公開サイト ·································· *111*
  b. 日本人のがんの頻度 ·· *112*
  c. 日本人に多いがん・少ないがん ································· *112*
  d. 年齢ごとに多いがん ·· *113*
  e. 生命に関わるがん ··· *114*
     用語解説 ··· *116*

2. 国としての対策 ···堀田知光··· *119*
  a. がん対策のあゆみ ··· *119*
  b. がん対策基本法の成立まで ····································· *120*
  c. がん対策基本法の内容とその意義 ······························ *121*
  d. 新しいがん対策推進基本計画のあらまし ······················· *122*
  e. がん対策情報センターの役割 ··································· *124*
  f. がん診療連携拠点病院の役割と要件 ···························· *125*

3. 主要ながんの概要 …………………………………………………… *128*
    a. 血液腫瘍 ………………………………………安藤　潔…*128*
    b. 肺がん …………………………………………石田　卓…*133*
    c. 消化器がん ……………………………………加藤誠之…*138*
    d. 乳がん …………………………………………福田　護…*144*

特別寄稿
    「物語を生きる人間」という視点から ………………柳田邦男…*151*

結 ……………………………………………………………村島隆太郎…*157*

I 実践編

1 今，求められていること

多くの人が罹患し，死亡原因の上位となっているがん。医療技術や制度以外の部分で，がん患者が真に求めていることとは何か。

医療の現場と患者の間にある「隙間」を埋めるための一つの挑戦──「がん哲学外来」という試みを紹介する。

1.1 「がん哲学外来」とは

● a. 対話型外来という試み

1) 医療の「隙間」

現在，日本人の2人に1人はがんに罹患し，3人に1人はがんで死亡している。つまり，がんは誰もがかかりうる疾患なのである。このような現状を踏まえ，2007年にがん対策基本法が施行された。がん対策推進基本計画は，すべてのがん患者・家族の苦痛の軽減・療養生活の質の向上を目標とし，その計画の一つに，がん医療に関する相談支援・情報提供が挙げられている。

しかし，実際の医療現場は医療の高度化と人手不足で多忙を極（きわ）め，必然的に患者に病状や治療の説明をするだけで手一杯となって，たとえ医療者が患者の生き方や人生に関心を持ったとしても，それらについて患者と十分に対話する時間的余裕がないのが現状である。

患者もまた，がんとともに生きていく上で，病気を治すことだけでなく，人

とのつながりを感じ，尊厳を持って生きることを求めている．かといって欧米のようにカウンセリングサービス，あるいは b 項で紹介する「マギー・センター」に類する患者支援施設といった受け皿が充実しているとも言いがたい．

つまり，互いに対話の場を持ちたいと思いながらもかなわないという現状，すなわち，現代の日本の医療の「隙間」がここに存在するのである．「がん哲学外来」は，このような「隙間」を埋めたいという願いから誕生した．

2)「がん哲学外来」の創設

「がん哲学」とは，「がん学」と「哲学」をドッキングさせた，筆者の造語である．科学としてのがん学を学びながら，がんに哲学的な考え方を取り入れていくという立場である．

がん細胞の性質を見極めることで，がん細胞の進展をいかに抑えるか．これが，病理学者としての筆者の研究テーマである．長年，顕微鏡を通してがん細胞を観察してきたが，そのミクロの世界で起こっていることは人間社会にも通じるところが多く，時に目を見張るほどである．そこから，人間や人間社会のあるべき姿を学べるのではないか．

そして，多くの人は，自分自身が，もしくは家族などの身近な存在ががんにかかったことをきっかけに，初めて死というものを意識し，それと同時に，自分がこれまでいかに生きてきたか，これからどう生きるべきか，死ぬまでに何をなすべきかといった，哲学的命題を真剣に考えるのではないだろうか．

がん治療に必要なのは哲学だ ── ．

そのような考えのもと，「がん哲学外来」と銘打った特別外来を，2008 年 1 ～3 月の間の 5 日間，順天堂大学医学部附属順天堂医院において，無料で実験的に開設したのである．

一般的ながん相談やセカンドオピニオンとは異なり，病状の診断はせず，カルテも見ず，治療法の相談にも乗るわけでもない（もちろん，医師として最低限のアドバイスを行うことはある），「医師と患者が対等の立場でがんについて語り合う場」である．とはいえ，筆者が知る限り，だいたいにして大学病院で行うがん相談には，人が集まらないものと相場が決まっている．ましてや「がん哲学外来」などという海のものとも山のものともつかないものに，どれほどの人が関心を持ち，訪ねてくるだろう．と，自分で提唱しておきながら，タカ

をくくってのんびり構えていたのである．

　ところが，予想に反して予約が殺到したのである．1 組あたり 30 分～1 時間程度の面談時間ではあったが，満足し，快活な笑顔を取り戻した患者・家族も少なくなかった．そしてこの反響を受け，期間限定での試みが，常設のはこびとなり，さらには，後にも述べるように，全国各地に展開していったのである．

　この「がん哲学外来」のモットーとして，「暇げな風貌」と「偉大なるお節介」がある．

　「暇げな風貌」とは，たとえ実際には忙しくても，そのことを表に出さず，ゆったりとした雰囲気で患者と対話できる資質のことである．じっくり話を聞いてこそ，患者も満足感を覚え，医師との信頼関係を育てることができる．忙しそうな人には，話したいことがあっても躊躇してしまうものである．それでは患者の心を開くことはできないだろう．

　「偉大なるお節介」とは，「他人の必要に共感すること，注意を向けること」である．「余計なお節介」とは異なる．たとえば医師なら，患者の意思を尊重しつつ，プロフェッショナルとして一歩踏み込んだ意見を言い，話し合おうとする姿勢である．まず患者の話に耳を傾け，悩みが見えてきたところで，こちらからも問いかけを重ね，ヒントとなる言葉をかけ，本心を引き出していく．患者本人にも把握し切れていなかった悩みの焦点，希望していることがクリアになっていくというわけである．

　そしてこれを「速効性と英断」をもって実行していく力が必要である．相手が希望していること，必要としていることを瞬時に読み取る能力，そして，よいと判断したら素早く実行に移す行動力である．手遅れになってからでは遅いのだ．

　がん患者の苦悩や気がかりに耳を傾け，共感することで，患者の忘れかけていた自尊心を蘇らせる──．「がん哲学外来」というこの試みによって，患者の真の希望や欲求をすくい上げたいと願っている．そしてこれは，医療崩壊の危機が盛んに言われる現代社会における時代的要請でもあり，がん対策基本法や基本計画が掲げる「患者主体の医療」の基盤整備の一助になるものと考えている．

3) 人材育成のために―NPO法人・市民学会・コーディネーターの設置―

これからの医療は，病院中心型から脱却し，地域に開かれていく方向を目指すべきだと思っている。「がん哲学外来」も，病院や医療機関ではなく，人が集まりやすい場所で，有意の人により開かれるのが望ましい。「がん哲学外来」を全国に展開し，その目指すところである「がんであっても尊厳を持って人生を生き切ることのできる社会」をともに実現させたい。そのような願いを持つ人々が集い，2009年，「特定非営利活動法人（NPO法人）がん哲学外来」が設立された。

また，「暇げな風貌」をした「偉大なるお節介」者の育成のために，2011年には，「がん哲学外来市民学会」が設立され，「がん哲学外来コーディネーター」養成講座も開始された。

医療従事者の技術・知識と患者や家族の苦悩・体験は，人間的に対等である――。そのような視点から，がん問題に関心を持つあらゆる人々が，立場を越えて集う交流の場となり，市民として医療の「隙間」を埋める活動を担う人材の育成と活動の推進を担うものと期待される。

4)「偉大なるお節介症候群」を蔓延させたい

筆者は，いささかのユーモアをもって，次のような素質を備えた人を「偉大なるお節介症候群」と「診断」し，認定証を進呈することにしている。

① 暇げな風貌をし，② 偉大なるお節介を，③ 速効性と英断をもって行える。……そんな希少疾患「偉大なるお節介症候群」が日本国中に蔓延すれば，いかに悩める人々の慰めとなろうか。認定証発行は，こうした願いから発した，ひそかな試みである。

そしてこれはがん，ひいては医療にとどまらず，さまざま問題解決に応用できよう。たとえば，最近報道されることの多い「いじめ」に象徴される社会・組織・人格の劣化に対し，いわば「日本国の処方箋」にもなりうるものと自負している。

（樋野興夫）

● b. がん哲学外来の役割

がんは，日本で1981年より死因の第1位であり，2010年には年間35万人が亡くなり，生涯のうち2人に1人ががんにかかると推計される。すなわち，

がんは国民の健康にとって重大な問題である。

2007年4月にがん対策基本法が施行され，これに基づき，同年6月に「がん対策推進基本計画」が策定された。さらに，前基本計画の策定から5年が経過し，2012年6月に新たな基本計画が策定された。

この中で，全体目標の中に，「がん患者の多くは，がん性疼痛や，治療に伴う副作用・合併症等の身体的苦痛だけでなく，がんと診断された時から不安や抑うつ等の精神心理的苦痛を抱えている。また，その家族も，がん患者と同様に様々な苦痛を抱えている。……がん医療や支援の更なる充実等により，「全てのがん患者とその家族の苦痛の軽減と療養生活の質の維持向上」を実現することを目標とする」とある。そのために，がんと診断されたときからの緩和ケアの推進を図り，がんに相談支援と情報提供がきわめて重要となる。

がん相談支援センターは，がん診療連携拠点病院に設置が義務づけられている。しかしながら，病院内の相談支援センターは敷居が高く，病院（病院医師，看護師）に対して批判的な見解や苦情を言いがたい，くつろげる環境でゆったりとした相談やリラクセーションは困難である，等の問題点がある。

ここでは，イギリスの相談支援センターである「マギー・センター」を紹介して，日本にある病院外の相談支援センターを俯瞰し，がん哲学外来の果たす役割を明らかにする。

1) イギリスのマギー・センター

イギリスにある「マギー・センター」は，家庭的な雰囲気の中，がん専門看護師や専門家が，がん患者やその家族の不安や思いを受け止め，前向きに生活できるよう支援する施設である。

がんの宣告を受け亡くなったマギー・ケズウィック・ジェンクスが望んだがん患者支援施設が，入院していたエジンバラのウェスタン総合病院の敷地内に「マギーズセンター」として開設したのは，彼女が亡くなった翌年の1996年である。そこでは，入院・通院のがん患者はもちろん，その家族や友人の誰もが自由に出入りでき，お茶が飲め，がん看護専門看護師や臨床心理士，ソーシャルワーカーなど5名の専門家が，心の葛藤や不安をもつ方々の話を聴き，アドバイスする。専門家による運動・栄養プログラム，アロマセラピーなども無料で受けられる。建物の規模は約 300 m^2 で，明るいオープンキッチンとダイニ

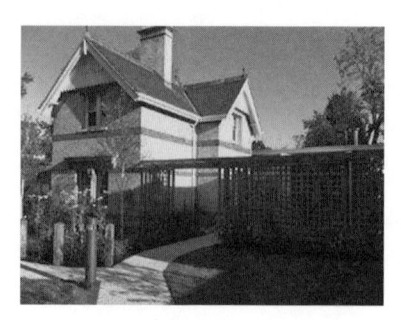

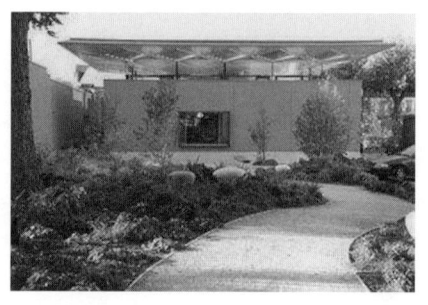

図1 イギリス各地のマギー・センター (http://www.maggiescentres.org/centres/ukmap.html)

ングルーム，暖炉付きのリビングルームや安全な中庭等がある。病院に隣接するが，病院ではない，家庭的な場所でがん患者の精神的ケアをするこの施設には悲愴感はなく，非常に豊かな空間である。

温かい飲み物やお菓子を提供し，ゆったりとした空間で人と人が出会える場を作っている。容易に帰宅できないがん患者や悩みを抱える人たちにとって，明るいインテリアがいつも歓迎してくれているようで，心あたたまる親しみのある癒しの空間として，マギーの書き残したコンセプトに従って作られている。

建設費はマギー基金によりまかなわれたが，以降はイギリス全土からのチャリティで運営されている。イギリス各地にあるこの施設は，リチャード・ロジャース，ザハ・ハディット，フランク・ゲーリーなど，優れた建築家によって設計されている（図1）。

2）日本の院外設置型の相談支援センター

① 長崎がん相談支援センター（現 長崎市包括ケアまちんなかラウンジ）

2008年度から3年間，「緩和ケア普及のための地域プロジェクト」（OPTIM）が行われ，長崎市は市医師会を中心として全国4つのモデル地域の一つに選ばれ，日本の緩和ケアの地域モデルを作ることを目指してきた。OPTIMでは，医師会に総合相談窓口「長崎がん相談支援センター」を設置し，関係機関との連絡調整・早期退院支援・地域連携促進を行ってきた。同センターでは，拠点病院と異なり，がん患者・家族に加え，専門職種からの相談を高率に受けた。また，長崎大学病院，市立市民病院，日赤長崎原爆病院の緩和ケアチーム・カンファレンスや，地域連携室とのハイリスク・カンファレンス（入院時リス

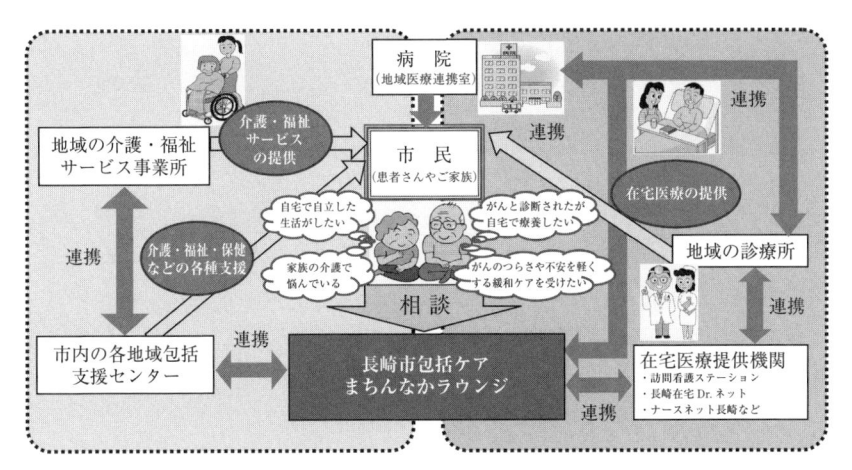

図2 長崎市包括ケア「まちんなかラウンジ」
①医療・介護・福祉の総合相談窓口，②緩和ケアや在宅医療などの普及啓発，③在宅医療機関などとの連携といった機能をもつ．

ク・スクリーニングで在宅移行に課題があると判定された症例を検討）にセンタースタッフが参加し，円滑な在宅移行へ向け助言を行い，早期退院支援・調整に寄与した．さらに，「地域緩和ケアチーム」を組織し，緩和ケアチームのない病院・診療所・在宅へ出張した．そして，市民への緩和ケアの啓発，医療従事者への緩和ケア教育・地域連携のための各種講演会・グループワークを行い，市民の意識の変容が生じ，医療従事者の間では所属・職種を越えた顔の見える関係が構築された．

2011年4月，長崎市は，病気や障害を余儀なくされた患者やその家族が，安心して療養の場所を選択し生活ができるよう，長崎がん相談支援センターが行ってきた「医療支援機能」をがんに限定しないこととし，介護・福祉の相談等の「包括的支援機能」を併せ持つ総合相談窓口として，「長崎市包括ケアまちんなかラウンジ」を設置するとともに，市民等に緩和ケアや在宅医療に関する普及・啓発等の事業を実施し，その運営を長崎市医師会に委託することとなった（図2）．

現在，
・がん等に関する相談への医療支援と介護・福祉に関する相談とを合わせて

行うワンストップ機能を備えた総合相談支援
　・緩和ケアや在宅医療等に関する啓発業務
　・在宅医療提供機関等との連携
を事業の3つの柱として業務を行っている。

　2011年度の医療に関する相談の月別推移では，相談者数312名（新規171名，再来141名），相談件数546件であった。相談の内容をがんに関する相談とそれ以外に分類すると，がん160名（310件），がん以外152名（236件）で，がんとそれ以外の割合は，51％：49％となっている。介護・福祉に関する相談は，相談者数153人（新規99名，再来54名），相談件数206件であった。

　このように，行政主導で相談支援業務を行いつつ，緩和ケアや在宅医療等に関する啓発業務，在宅医療提供機関等との連携を行うところは全国にも例がなく，今後の成果に注目したい。

　② がん患者・家族総合支援センター

　病院内の相談支援センターでは，相談しづらい問題があるのではないか。また，他の病院で治療を受けている患者が相談に訪れにくい，遺族は訪れにくいと思われる。一方，病院外の相談支援センターでは，地域連携の拠点となりえ，サポートグループの支援もできるものと期待される。そこで，長崎と同様にOPTIMの一環として，千葉県柏市にある国立がんセンター東病院が，最寄り駅である柏の葉駅前に，がん患者・家族総合支援センターを設置し，
　・情報サロン
　・相談窓口
　・サポーターの支援
　・地域緩和ケアの推進
をその活動の柱としてきた。拠点病院の相談支援センターでは，その病院の相談事例が約80％と言われるが，がん患者・家族総合支援センターでは，約80％が，がんセンター東病院以外の事例であった。このような院外型相談支援センターは，地域に開かれた相談支援センターとして早期からの相談窓口になりえ，患者家族のニーズにより応えやすく，サポートプログラムを作り，しかも地域包括支援センターからの相談を受け介護と連携できる可能性が高いと考

えられる。

　その一方で，利用者のニーズはどれぐらいかが把握しがたい，継続的フォローアップをいかにして行うかの問題，運営継続の方法，資金，施設の垣根を越えた地域連携コーディネートのあり方，効果をどう評価するか，相談員に必要な知識はどこまでか，等の課題が明らかとなった。

③ 暮らしの保健室

「暮らしの保健室」は，大都会・新宿にある団地の一角に，2011 年 7 月，ケアーズ白十字訪問看護ステーション（秋山正子統括所長）が開いた。高齢化50％ に迫るこの団地で，健康や医療，介護に関わるさまざまな相談を無料で受けている。

　飲んでいる薬がよくわからない，介護認定を受けるほどではないけれど体が動きにくい，持病を抱えて 1 人暮らしだが万一のときにはどうすればいいのか，1 日中誰とも話さず，このままだとぼけてしまうのではないか，がんと診断されたけれどどう暮らせばいいのか，等といった，幅広い不安や困り事に応えている。

　応対するのは，看護師や保健師，薬剤師等の資格を持つ専門職約 10 人を含む登録ボランティアである。団地内外からの相談件数は，1 年間で 1000 件以上に上った。「相談センター」というと机を挟んで相対する形式が多いが，ここではそのような堅苦しさがなく，木の香りが漂ってきそうなおしゃれな喫茶店のようなたたずまいである。モデルは，1）で紹介したイギリスの「マギー・センター」で，訪れる人が，落ち着いた雰囲気の中で居場所を見出し，自分の気持ちを表現できるようにと設計された。厚生労働省の在宅医療連携拠点事業の指定を受け，2012 年に患者や市民の医療への参加を推進する活動を表彰する「新しい医療のかたち賞」（第 6 回）に選ばれた。

3）がん哲学外来への期待

　がん哲学外来は，がん患者や家族の安心につながる「対話の場」である。その理念や具体的な活動内容は，他項を参照されたい。

　多忙を極めるがん診療連携拠点病院のがん専門外来では，患者が医師にじっくりと心の悩みを吐露して相談することは現実的に困難であるが，がん哲学外来は，これを実現した。患者への相談支援の一つとしてこれまでに例がなく，

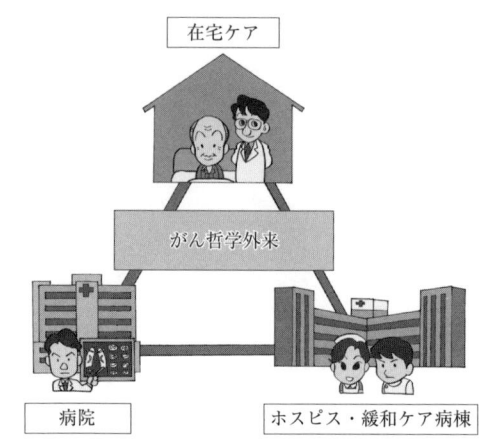

図3 「ホスピス三角形」と「がん哲学外来」(詫摩和彦先生原図)
患者の望む最も適した場所でケアを受けることができ，そのサービス間の移行がスムーズである「ホスピス三角形」の中で，「がん哲学外来」はその中心に位置し，相談支援の一翼を担う。

きわめてユニークなものであろう。

　患者の望む最も適した場所でケアを受けることができ，そのサービス間の移行がスムーズであることを目指す「ホスピス三角形」の中で，がん哲学外来はその中心に位置し，相談支援の一翼を担うものと言えよう（図3）。すでに全国的な広がりを見せているが，今後の定着が大いに期待されるところである。

（白髭　豊）

1.2 「がん哲学外来コーディネーター」とは

● a. コーディネーターの使命
1)「がん哲学外来」の課題
　がん哲学外来は，2008年の開設以来，全国各地で行われるようになってきた。しかし，独力で行える医師はまだごく少数にすぎない。そして，日本の医師の世界，つまりは大学の医局（教授を頂点に研修医までがピラミッド構造になり，医局の意見や方針は基本的には上から下への一方通行の流れになっている組織）や各科医学会（各科医学会が認めたことでなければその科の医師たち

の内では価値を持たない）中心の世界では，残念ながら，がん哲学外来を行おうとする医師が急速に増えることは難しいのではないかと考えている。

　というのも，がん哲学外来の概念は，今までの医師の外来に関する考え方の中には存在していなかったもので，医局や各科医学会で認知されるにはまだ時間を必要とすると考えられるからである。それに，たとえその概念が認められるようになったとしても，1.1 節 a で挙げた①「暇げな風貌」，②「偉大なるお節介」，③「速効性と英断」を備えた「偉大なるお節介症候群」に認定されるような能力をもつ医師がはたしてどれほどいるのか，もしくは養成できるのかも疑問であるからだ。このような医師が十分にいなければ，がん哲学外来は実際の役には立たないかもしれない。

2) がん患者（サバイバー）・家族が求めているもの

　しかしながら，がん哲学外来設置以来のこの 5 年間の日本各地の動きをみていると，いかにがん患者（以下，ここでは「サバイバー」という呼称を使用する）や家族の方が，がん哲学外来を求めているかがよくわかる。日本各地にがん診療拠点病院が存在しており，当然，それらの病院でもサバイバーやその家族の相談等に応える部門があって対応しているにもかかわらず，である。おそらく，従来の病院が行っている，通り一遍の相談対応では，がんサバイバーや家族の希望・要求すべてには応えきれていないのであろう。

　つまり，「がん」に関して，病院の外来や相談対応ではない，もっと自分たちに寄り添ってくれて，現に行われている治療に関して当事者でなく第三者の立場で冷静に判断もしてくれ，そこに行けば何か得るものがあり，穏やかな気持ちになれる場や仲間を求めているのである。

　実際，がん哲学外来を訪れたサバイバーたちが，診察を終えて帰るときには，来たときとは全く違う晴れ晴れとした表情やすっきりした表情になっていることが多いのは事実である。また，今の日本は，2 人に 1 人ががんになり，3 人に 1 人ががんで亡くなるほど，がんで悩み苦しむ方が多い状況にあるのだ。やはり，日本各地にがん哲学外来，あるいはそれに代わるような場を作っていく必要性があるだろう。

3)「がん哲学外来コーディネーター」養成の必要性

　このようにがんサバイバーと接することのできる場を作りたいという病院・

グループが，日本各地に数多く現れてきた。そして，がん哲学外来に代わる場としての「がん哲学外来カフェ」が登場してきた。しかし，その時点ではまだ各地で独自に試行錯誤しながら開催されていたため，日本のどこででも，ある一定の機能を担うことができる形で開催できるよう，準備を進める必要があった。

そのためにはまず，人材の確保，人材の育成が必要となる。必ずしも医療に関係のある職に就いていたり，資格を持っていたりする必要はない。むしろ時として医療関係者とサバイバーの間を「仲介者」として取り持つ役割を担うこともあるかもしれない。つまり，本書でも各所で取り上げられている医療の「隙間」を埋める役割，言い換えれば「コーディネート」する役割である。

サバイバーに寄り添い，対話し，コーディネートできる存在──「がん哲学外来コーディネーター」の養成がこうして提案された。2011年夏のことである。

とは言え，正直なところ，スタッフである自分たち自身がまだ「がん哲学外来」さえよく理解できていない状況であった。ましてや，「コーディネーター」といっても，漠然としたイメージにすぎず，具体的な定義づけは何もない。そのような中，「コーディネーター」の役割・資質とは？　ということから始まり，その方々を養成していくことが本当に可能なのかどうか，そのためにはどのようなプログラムを作らなければならないのかという議論を，夜遅くまで，時には深夜までスタッフ間で行っていったのだが，その作業中には議論がかみ合わず体調を崩す者まで現れるほど。まさに産みの苦しみであった。

4）養成講座の開催を通して見えてきたもの

しかし，その段階を何とか乗り越え，2011年12月17～18日に第1回がん哲学外来コーディネーター養成講座を長野県佐久市で開催したことで，スタッフの中にも何となく自信が芽生え，がん哲学外来コーディネーターは，そしてその養成講座は世の中に必要とされているという確証のようなものを持てた気がした。

そして，2012年9月22～23日には，第2回養成講座を同じく佐久市で開催。このときはがん哲学外来市民学会第1回大会と同時開催だったこともあり，135人もの方が北は岩手県，南は福岡県からわざわざお越しくださった。

初日には，医師・看護師・医療ソーシャルワーカーといった医療従事者とがんサバイバー・家族を含めた一般市民の方が一緒にグループを作り，ワークショップ形式でがん哲学外来に関しての検討を行った。そしてこの，医療従事者とがんサバイバー・家族を含む一般市民の方がそれぞれの立場を越え，対等な関係で，協働で1つの目的に向かって作業を行ったということ自体が，まさに「がん哲学外来カフェ」の一番重要な要素だとわかったのである。

　作家の柳田邦男氏も，がん哲学外来市民学会第1回大会で以下のように講演された。

　がん哲学外来は，①傾聴——聴いてくれる人がいる，②寄り添う——わかってくれる人がいる，③悩みごと相談——気持ちを整理できる，④言葉——気づきのヒント，心の支えを得る，⑤まるごと受容——医療の狭い領域を越える，⑥解放区——何でも話せる解放感，を提供することが重要であり，行えることができる場である，と。

5）コーディネーターの使命

　この2回のコーディネーター養成講座の経験を踏まえ，2013年10月5～6日には，第3回養成講座が開催されるはこびとなった。懸案事項であった，がん哲学外来コーディネーター認定委員会も，2013年春に設立された。これからは，この委員会からコーディネーターに対する重要な情報発信がなされていくことになると思う。そして，コーディネーター養成講座も，地域からのニーズがある限り，これからも継続していくつもりである（養成講座などの詳細は，がん哲学外来市民学会ウェブサイト（http://shimingakkai.org/index.html）を参照されたい）。

　ここで忘れてはならないのは，第2回養成講座で行われたグループワークが，コーディネーター養成の原点であるということだ。つまり，医療の専門家がその専門性をただ単に誇示するのでなく，また，一般市民の方が自分たちの権利をただ単に主張するのではなく，両者が対等な立場で同じ問題・課題・悩みに向き合い，「協働」でその問題・課題の解決策を探求したり悩みを共有したりできるような場を提供していく，または作っていくことが一番重要だということである。

　そして，その場により多くの医療従事者や地域の方々が集まり参加すること

> COLUMN
>
> ## がん哲学外来カフェの心得〜立居振舞い3ヶ条〜
>
> **1) がん哲学外来カフェの方針の3ヶ条**
> ・他人の必要に共感すること（自分を押し付けない）
> ・暇げな風貌（忙しすぎてはならない）
> ・速効性と英断（いいと思ったらすぐ実行）
>
> **2) カフェスタッフの要件の3ヶ条**
> ・品性（人生の目的は品性の完成である）
> ・使命感（偉大なるお節介）
> ・犠牲を払う（自らは犠牲になっても，心は豊かになる）
>
> **3) がん哲学外来カフェの役割の3ヶ条**
> ・個人面談
> ・場作り（来訪者にお茶をだす）
> ・研鑽（30分間の沈黙にも，お互いが苦痛にならない存在となる）
>
> （がん哲学外来市民学会ウェブサイトより）

が，非常に重要となる。そのためにはさまざまな働き掛けを地域に向けて発信し続けていかなければならない。コーディネーターは決して1人だけいればいいというものではなく，また，1人で行うものでもない。コーディネーター同士が，また，コーディネーターとサバイバーとが仲間づくりをしながら地域に発信し，地域づくりを行うことが大きな要素となる。このことが将来的には，「がんになってもがんで死なないまちづくり」につながっていくであろう。

（北澤彰浩）

● b. コーディネーターに求められる素養

1)「シナリオを描く・書く」

　それでは，がん哲学外来コーディネーターに求められる素養とは，どのようなものであろうか。

　コーディネーターは，医学部の学生と同じような専門的知識を持つ必要はない。インターネットやテレビなどで豊富に医療情報が手に入る世の中だから，やはり，ある程度の知識がないと「がん患者さん」とお話しすることは難しい面もあるが，本当に最低限でいいだろう。

　コーディネーターに求められる素養とは，シナリオライターになることである。患者さんを主役としたストーリーを組み立てて，台本をつくるイメージだ。登場人物が大事であるから，背景を理解して決めていく。

　毎日の診療，相談の中で患者さんやご家族と接するに当たって，私自身が意識して行っていることを以下に列挙する。基本的に大事にしていることは，患者さんにはそれぞれの人生があり，医療者はある日突然に，関わり始めているという状況の理解である。患者さんはその人生という舞台の主役である。その患者さんにとっての「シナリオを書く」お手伝いをさせていただく，という立ち位置を十分に理解しておく必要がある。

　①「対話」をするために話を聞き，個別的な「がん」の情報提供をしながら，地域の医療資源について伝える。

　②「対話」を継続していくために，私なりの哲学を示す。

　上記の①を意識しながら患者さんやご家族と対面するのだが，まずは，患者さんの話を聞くことから始まる。

　一般に「がんの告知」という言い方があるが，本当は，上から目線の「告知」はありえないと考えている。非常に厳しい現実ではあるけれど，今現在起きている現実は現実として，受け止めることが前提である。ただ，これを受け入れられない状況にある患者さんやご家族は大勢いる。まして，主治医との関係性を大事にしなければならない。医療者の価値観のみで，一方的に押しつけることはあってはならない。相手の求める現状での情報を，共有していく作業から始まっていくことになる。この点は，インフォームドコンセントの普及により，かなり理解が深まってきている流れもあるが，地域によってはまだまだ

取り組みが遅れているということも耳にする。セカンドオピニオンも含めて、患者さんサイドに立った、話の聞き方、伝え方を大事にしなければならない。

　患者さんの年齢と性別から、そしてがんの臓器別に、その組織型などによって、話の展開は異なる。人が生きていくのに、その患者さんを取り巻く人間関係なしには語れないし、どこの地域に生活しておられるのか抜きには、シナリオは書けない。複雑に絡んだ糸を解きほぐしながら、登場人物を確定させて（一人ひとりの固有名詞を確認するようにしている）、最低でも1時間ぐらい時間を確保して、ゆっくりとお話を進めていくべきであろう。

2）事例から

　具体的に例を挙げてご説明しよう。

　94歳の女性、胆管がんの末期で、認知症の診断もあり、特別養護老人ホームにおられたのだが、発熱や嘔吐があり、外来受診後に自宅に戻られた。主治医がうまく説明できておらず、不安を抱えた家族に訪問診療を開始するため、ご自宅に伺った。

　一人娘さんもそのご主人も、非常に協力的で、外来の主治医は、義理の息子さんを実の息子さんと思っていた（苗字を確認していないわけである）。お孫さんも同居しており、介護力はあるのだが、どんなことが起こるのだろうという不安が拭い切れないという状況であった。

　まず、私がご自宅に伺う前に集めた情報は、

・カルテから現在の病状に関すること（肝機能や黄疸の程度など）
・ご本人の希望
・ご家族の希望
・介護力
・医療関係者側として提供できる訪問看護のマンパワーを含めた状況

であった。ここでは、主治医から、どの程度の予後予測が伝えられているか、がポイントになる。今回の場合は、総ビリルビン値が3.1となり、既に半年前に挿入されたステントの再挿入は困難で、もしかすると1～2か月後に亡くなる可能性もあるという話が伝わっていた。ただ、最期は病院で看取るという方針が伝えられてあり、ご家族としては、急変等の心配があるようだった。

　幸い、以前、腰椎圧迫骨折で入院した後に、短期間ではあるが、当院の訪問

看護師が関わっていたことがわかった．地域のつながりが，高齢者の看取りの場合には役立ってくる．訪問看護師と一緒に訪問し，ご本人を診察後，看護師が入浴介助をしている間に，ご家族と面談である．食事量が減った場合はどうしたらよいか，発熱や疼痛といった症状が出現したらどうしたらよいか，という質問に対して対応を説明する．がんの進行に伴い，だんだん食べられなくなるのは自然なことで，ご本人の好きなものを少しずつ用意すること．経口の解熱剤しか処方されていなかったので，座薬（小児にも用いるもの）を用意できること．医療用の麻薬を導入すれば，貼り薬もあるので，90％程度の痛みには対応できることをお話しした．失禁などの排泄に関する問題はないにしても，「誰かがついていないといけない」という認知症に伴う症状や，独り言が増えて心配という相談もあった．がん末期になるに従い，「せん妄状態」から意味不明の発言も聞かれるも，スイッチがオンやオフになるように，意味不明の時間帯があったにしても，相手に合わせて対応することで落ち着いていくという説明をすると，ご家族は納得されていた．

　この際に，最も安心感を与えることができるのは，24時間体制で支えることのできる訪問看護サービスが提供できるかどうかということになる．日本では，その価値がまだまだ正当に評価されていない（もっともっと訪問看護で働くことが，社会的にも経済的にも評価されていい）と私は強く思っている．そして，最後は，ご本人の好物をお聞きして（チョコレートとコーラ）終わりである（次回の訪問時に，お土産として持参する）．

3）自身の経験から

　1）で挙げた①については，上記の例でおわかりいただけたかもしれない．

　さらに，②については，私が国立がんセンターを辞める際に，いろいろと悩んだ話からご説明しよう．2001年に国立がんセンター東病院を辞して熊本に帰る際に，「コラム」でも紹介する中村雄二郎氏の『正念場』という一冊の本を手に，イタリア，ナポリのボメロの丘を訪ねた．命を救うために医師になったのに，肺がんに対する抗がん剤治療の限界があり，何とも助けられない現実，死と向き合うための覚悟がまだ，私にはできていなかった．第V章「生と死のデザイン」の一番最後に「美しい死」というエッセイが掲載されている．そこに描写されていたサンマルティーノ寺院へ行き，静寂の中に身を置いてか

COLUMN

拠り所となる「本」を

コーディネーターとしての「素養」を培うという意味では，さまざまな本を読むことで多くのものを得ることもあると思う．中には，その後の人生の拠り所ともなるような出会いもあるだろう．ご参考までに，私自身が拠り所としているものの中から，いくつかご紹介しよう．

- 中村雄二郎：**正念場―不易と流行の間で―**，岩波新書，岩波書店，1999.

サブタイトル「不易と流行の間で」は，松尾芭蕉の「不易流行」説に基づく．「永遠不変のものを知らなければ基礎がつくられないし，流行をわきまえないと新鮮さを持ちえない」という意味である．3)「自身の経験から」でもご紹介したが，節目にあるとき，人生について，自身の今後の生き方について考える一助となった本である．

- ジャック・モノー（渡辺 格・村上光彦訳）：**偶然と必然**，みすず書房，1972.

学生時代の「医学部生必読の書」の中でも最も影響を受けた本．著者はノーベル生物学賞を受賞したフランス人である．日常の中でも，偶然なようで必然という状況に出くわすことは多い．何事にもバランス感覚が求められるということを，日々感じている．

- 桑子敏雄：**感性の哲学**，NHKブックス，日本放送出版協会，2001.

アリストテレスなど先哲の研究をされる哲学者でありながら，国土交通省や農林水産省，環境省の仕事にも現場で携わっておられる著者．社会的合意形成論を構築されているその研究実践は，大いに参考になると思う．

- 石川拓治（NHK「プロフェッショナル仕事の流儀」制作班監修）：**奇跡のリンゴ―「絶対不可能」を覆し**

ら，ナポリの賑やかな街，喧噪の中に移動した．日帰り旅行でローマに帰って，ホテルのベッドに横たわったとき，「行ったり来たりなのだな」と，ふと，納得した．つまり，医療者としての自分が死ぬわけではない．プロとして患者さんやご家族を支えていくために，寄り添っていくために，自分は相手の置かれている状況に一緒になって身を置くけれど，ずーっと一緒にいられるわけではない，柳田邦男先生のおっしゃるところの「2.5人称」という世界が少しわかった気がした．

> た農家・木村秋則の記録—，幻冬舎，2008.
> - 木村秋則：**リンゴが教えてくれたこと**，日本経済新聞出版社，2009；**リンゴの絆—"奇跡"を支えた真実の人間ドラマ**，主婦と生活社，2010.
>
> 緩和ケアに携わってきて，命の厳しさを知れば知るほど，「奇跡」ということにも，また関心を抱いた．農薬を用いずにリンゴを栽培することなど不可能と言われたにもかかわらず，それを可能にした青森の農家，木村さんの話には，きっと勇気づけられると思う．木村さん自身が著者である『リンゴの絆』では，苦しいときでも支え合う仲間の存在が描かれている．
>
> - 藤原　茂：**強くなくていい「弱くない生き方」をすればいい**，東洋経済新報社，2010.
>
> 著者は，作業療法士として山口県でデイサービス「夢のみずうみ村」に携わり，現在では千葉県浦安市，東京都世田谷区でも展開されている．脳梗塞などで片麻痺などの身体障害があっても，前向きに能動的に生きていく方々の紹介がある．元気の出る本である．
>
> - 鎌田　實（唐仁原教久画）：**雪とパイナップル**，集英社，2004.
>
> チェルノブイリ原発事故の影響で白血病となったアンドレイ少年．移植療法後の熱と口内炎で全く食事のとれなくなった少年の希望するパイナップルを捜し求める日本人看護師の話．「希望を組織する」ことを教えられた一冊である．
>
> - ローレンス・ブルギニョン（ヴァレリー・ダール画，柳田邦男訳）：**だいじょうぶだよ，ゾウさん**，文渓堂，2005.
>
> 仲の良い，幼いネズミと年老いたゾウ．ゾウの生命の終わりを認めたくないネズミが，ゾウに寄り添うことで成長していく物語．がん哲学外来市民学会の第1回大会で軽井沢朗読館館長の青木裕子さんが朗読された．

そしてまた，2012年の4月に実父を看取った経験を，私なりの死生観を混じえてお話ししよう．父は，膵臓がんで約3年2か月の抗がん剤治療を外来通院で行ったのだが，その間にも，母や姉とのさまざまな葛藤があった．私が，医師としての決断を求められる場面があったときには，正直，一人涙することもあったが，母や姉とも真剣にぶつかり合うことで，最期の臨終のときに「いい看取りであった」といえるようになったのだと，今は思える．

4)「個人」に関わる役割と「地域」に関わる役割

さて,がん哲学外来コーディネーターは,目の前の一人の患者さんの「がん」について,個別性の高い情報をまとめていきながら,生活をどのようにコーディネートしていくことが患者さんやご家族にとって幸せなことなのか,という「個人」に関わる役割と,その地域におられる多くの「がん」患者さんにとって,どのようなサポート体制があると地域住民が幸せになれるのか,という「地域」に関わる役割が,求められるであろう。

前者の役割では,病気の内容についての詳しい情報は,医療者に任せるにしても,ある程度の「がん」についての知識があることによって,相談される相手は,安心が得られる。相談者への共感を示すのに,「がん」そのものを理解しておかなければ,親身になって相談にこたえられないことは確かだろう。「がん」について,インターネットなどで得られる情報は山のようにある。その情報の「交通整理」ができることが,よき相談者としてのコーディネーターの存在であろうと考える。「がん」が不治の病と言われた時代には,皆が「死」を覚悟して「がん」と取り組まなければならなかったが,今は,「治るがん」も増え,慢性疾患として,長く「がん」と付き合っていくことも求められる。「がん」そのものについての「情報」をいかにご本人にふさわしい,必要とされる「情報」としてまとめていくかが求められる[1, 2]。

特に文献[2]のNPO法人 ささえあい医療人権センターCOML理事長による,状況によって患者が求める医療情報という表は参考になる。

1. 病気が見つかった時
2. 医療機関を変える時
3. 慢性期に移行した時
4. 終末期を迎えた時
5. 同じ疾患の患者体験を知りたい時

と,状態に分類して示してあるのでわかりやすいと思う。

「人は生きてきたようにしか死ねない」という言葉を先輩から卒後3年目の熊本市民病院レジデント時代に教えられた。もちろん例外はあるが,一面の真理を突いていると思う。スピリチュアルケアの概念として,①時間性,②関係性,③自律性という大事な視点がある[3]。患者さんやご家族との会話の中で

意識しているのは，がんの診断時に早期からの緩和ケアというのは，早期からのスピリチュアルケアということだと解釈している．したがって，末期の状態ではもちろんのこと，早期からでもこの3つの概念を参考にしながら，取り組まれるとわかりやすいのではないかと考えている．

（松本武敏）

文　献
1) 岸本葉子・井伊雅子：患者視点からの情報検索．病院 71(4)：272-276，2012．
2) 山口育子：患者の求める情報をどう体系化するか．病院 71(4)：277-280，2012．
3) 田村恵子・河　正子・森田達也：看護に活かすスピリチュアルケアの手引き，青海社，2012．

1.3　各地で展開するがん哲学外来

　　　　　　　　　樋野教授により，当初は短期間の期限付きで順天堂医院に設置されたがん哲学外来．それが思わぬ評判を呼び，常設，さらには，全国各地に設置されるまでとなった．
　また，医療従事者と患者・家族，患者・家族同士その他が，茶菓をとりつつ，リラックスした雰囲気の中で，自由な交流をもつことができる「対話の場」，メディカルカフェ（がん哲学外来カフェ）も注目を集めている．主に地域の有志により運営されているが，ロビーに設置を検討する病院，また，趣旨に賛同してさまざまな形での協力を行う企業もみられる．
　本節では，各地で実際に運営に携わるスタッフが，設立のいきさつや，活動を通しての所感，今後の展望を綴る．その地域ならではの事情や工夫も読み取っていただきたい．

全国のがん哲学外来・カフェ
　名称，所在地などは，2013年8月現在のもの．最新情報や詳しい連絡先，面談の申し込み方法は，「一般社団法人 がん哲学外来」ウェブサイト（http://www.gantetsugaku.org/）内の，「各地のがん哲学外来」のページを参照されたい．なお，本書で言及があるものについては，掲載箇所を［　］で示した．

1. 今,求められていること

- 横浜がん哲学外来（神奈川県横浜市）[p.24]
- 東久留米がん哲学外来（東京都久留米市）[p.26]
- 勝海舟記念 下町（浅草）がん哲学外来（東京都台東区）[2.1節 f・p.67]
- 柏がん哲学外来（がん患者・家族総合支援センター）（千葉県柏市）
- 吉田富三記念 福島がん哲学外来（福島県福島市）[p.31]
- 富士山記念 山梨がん哲学外来（山梨県北杜市）[p.33]
- 浅井三姉妹記念 福井がん哲学外来／福井県済生会病院メディカルカフェ（福井県福井市）[p.34,p.46,2.1節 d・p.61]
- 金沢がん哲学外来（石川県小松市）
- 東京土建国民健康保険組合 がん哲学外来（東京都新宿区）[p.28]
- 佐久がん哲学外来ひとときカフェ（長野県佐久市）[p.36]
- がん哲学外来 あさま対話カフェ（長野県佐久市）
- 新渡戸稲造記念 がん哲学外来メディカル・カフェ（岩手県盛岡市）

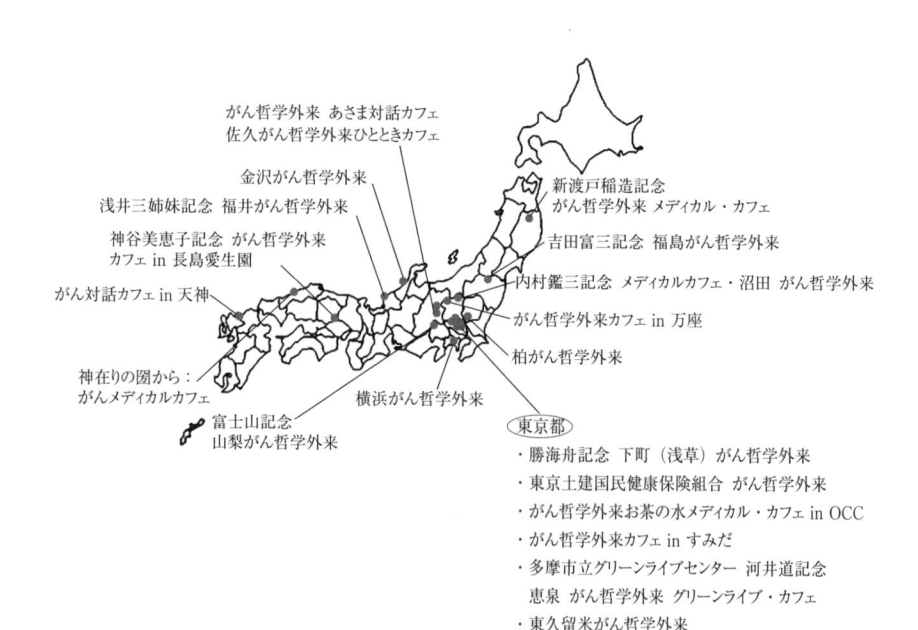

図 全国のがん哲学外来およびカフェ（名称などは2013年8月現在のもの）
ここで示した以外にも，各地で展開している。

- がん哲学外来お茶の水メディカル・カフェ in OCC（東京都千代田区）[p. 38]
- がん哲学外来カフェ in すみだ（東京都墨田区）[2.1 節 e・p. 63]
- 内村鑑三記念 メディカルカフェ・沼田 がん哲学外来（群馬県沼田市）[p. 42]
- がん哲学外来カフェ in 万座（群馬県嬬恋村）[p. 45]
- 多摩市立グリーンライブセンター 河井道記念 恵泉 がん哲学外来 グリーンライブ・カフェ（東京都多摩市）[p. 40]
- 神谷美恵子記念 がん哲学外来カフェ in 長島愛生園（岡山県瀬戸内市）[p. 49]
- 神在りの園から：がんメディカルカフェ（島根県出雲市）
- がん対話カフェ in 天神（福岡県福岡市）[2.1 節 g・p. 69]

横浜がん哲学外来

神奈川県
横浜市

1）プロフィール

2008年9月，横浜がん哲学外来は，順天堂医院外で初のケースとして，ホテルのカフェテリアの静かな一角でスタートしました。その後，患者さんにとってよりよい環境をと，新しい場所を2か所，提供されました。神奈川区にある訪問看護ステーションの一室，緑区にあるケアショップの多目的ホールの一室です。ともにスペース的には広すぎもせず，狭すぎもせず，静かすぎもせず，騒々しくもなく，さらには，面談されている内容は聞こえない程度に距離を置いて，スタッフも一緒にいられる，そのような場所で開催しています。

2）活動紹介

月に一度，1回あたり2～3人の方々に対し，1組1時間程度，面談の時間をおとりしています。相談者のご都合を考慮して，上記の2か所の中から，その月の開催場所を決めています。

2012年12月現在までに，約50組，120人の方々のご利用がありました。NPO法人 がん哲学外来のホームページを見て，関連書や新聞記事，テレビ・ラジオで知って，あるいは，知人の紹介などをきっかけに，受診を希望されて来られます。予約を入れておられても，急に手術が入ったり，身体のコンディションが悪くなったりなどの理由で，残念ながらキャンセルになることもあります。もっと悲しいことには，「せっかく予約を入れて，面談を楽しみに期待もしていたけれど，本人が亡くなったので……」というご連絡をご家族から頂戴したこともありました。

面談での患者さんたちからは，明らかに普段の病院の病室や診療室といったところとは全く違った雰囲気でお話しされていることが感じられます。そして，最初は不安そうに入って来られた方の多くが，終了後には笑顔になって，同じ部屋にいる私たちスタッフのテーブルで一緒にお茶を飲みながら談笑し，心安らいだ様子でお帰りになります。

また，開設から4年間で3回のシンポジウムも開催しました（図）。第2回目は，「横浜がん哲学外来」3周年記念として，日本のホスピス医療の第一人者である柏木哲夫先生（金城学院大学学長）から，「いのちの尊厳」について特別講演をいただきました。第3回目は，自らも成人T細胞白血病（ATL）を体験された浅野史郎さん

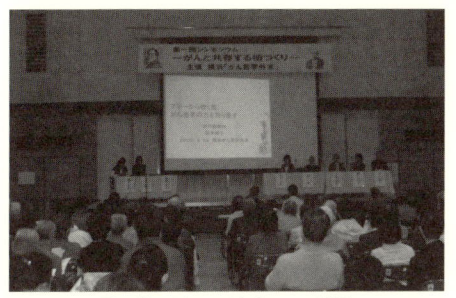

図　第1回シンポジウムの様子

（元 宮城県知事）を講師にお迎えして「自らの生と向き合う」というテーマで行いました。地域の医療や看護に従事しておられる専門職の方々を中心に，のべ600人以上の参加がありました。

これからも，互いにがんを共有できるまちづくりのお手伝いができればと願っています。

（溝口　修）

TOKYO

東久留米がん哲学外来

東京都
東久留米市

1) プロフィール

都心から西武池袋線で約20分，武蔵野の面影がまだ残る街で，2008年10月に東久留米がん哲学外来はスタートしました。毎月1回，日曜日の午後にインターナショナルスクール「クリスチャン・アカデミー・イン・ジャパン」の一室をお借りして，1組40分ほど，3組のがん患者さんやそのご家族に面談の時間を提供しています。

活動は，すべてがボランティアにより運営されています。2007年12月に始まった樋野先生主催の読書会で知り合った仲間たちです。

がん哲学外来にお出でになる方々は，肉体的にも精神的にも苦痛を抱えて，試練の中を歩んでいらっしゃいます。私たちは患者さんが先生と語り合うひとときを，暖かくリラックスした雰囲気で過ごしていただけるようにお茶とお菓子をお出しするのですが，後日お出でになった方々から心暖まるお手紙やメールをいただき，私たち自身もまた励まされています。そして微力ながらもこのような活動に参加できることを感謝しています。

最近は，NPO法人 がん哲学外来のホームページを通じてのお申し込みや，東京以外の方からもお問い合わせをいただくことが多くなってきました。今後は各地で開催されている外来活動の連携を深めて，情報網や連絡網を整備し，適切なご案内ができる仕組みを作っていきたいと考えています。

2) 活動紹介

2010年11月には活動の2周年記念として，「一日メディカル・カフェ in 東久留米がん哲学外来」を開催しました。患者さんやそのご家族が，カフェに立ち寄るように，そして自由に話せる場を提供しようとの思いからでした。口コミやチラシ，地元タウン誌への掲載以外は開催を紹介する手立てもなく，何人の方にお出でいただけるのか不安でしたが，当日は静かな生演奏のピアノが流れる中，参加された方々がテーブルを次々と埋めていきました。はじめはがんを経験したスタッフを紹介するなどしましたが，その後は自然に患者さんやご家族同士の語り合いが始まり，会場は本物のカフェのように各テーブルでお話が弾んでいきました。

参加された方々は，がんとともに生きるご自分の人生の方向性を求めて，また，同じ悩みを持った方との出会いを求めて，お出でになりました。こう

した語り合いの場で，ご自身の悩みの本質に気づかれたり，ともに時間を過ごすことで励まされたり，またいろいろな情報を得たりと，それぞれの受け取り方でこの時間を楽しまれ，収穫を得てお帰りになられたと思います。

「一日メディカル・カフェ」を開催して，私たちスタッフも多くのことを学びました。参加された方の印象深いお言葉は「がんのおかげでいろいろな人と出会うことができた」というものでした。また，「今は先生の言葉に励まされても，夜1人になったときに悲しくなる」と話していた方もいらっしゃいました。このような集まりでのひとときは，人と接して気持ちを紛わしたり，会話を楽しんで，気持ちをうまく解消したりできるかもしれませんが，その後もお一人おひとりの気持ちに寄り添うような支援も大切なことだと強く感じました。

中でもひときわ強く印象に残ったのは，「現在の体調では，次にこのような集まりに参加できるかどうか，わかりません。でも，また次回に参加したいという思いが，今の自分を支えています」というお言葉でした。改めて「命」とは，「生きる」とは，と自分に問いかける機会となりました。

現在，カフェの開催は，がん哲学外来と並行して，毎月1回の定期開催となっています。

3) がん哲学外来コーディネーターに望むこと

多くの患者さんが，がんという自分の身に突然降りかかった不条理な出来事に苦しみながらも，自分の生きる意味，自分の存在価値を考え，自分が納得できるストーリー（生きがい）を得ようと悩んでいらっしゃいます。そのような患者さんと向き合い，語り合うためにはそのお話を傾聴し，人間の苦しみや悲しみに共感できる人が必要だと思います。

樋野先生がよく語られる「マイナス×マイナス＝プラス」というたとえの「マイナスの人」とは「悲しみを知っている人」のことであり，「悲しみを知っている人だけが，傷ついて苦しんでいる人と痛みを分かち合える」という意味だと思います。そしてがん患者が，がんとともに生きていくストーリー，自分の生きる意味や自分の存在価値を思い起こさせるための対話ができる人に，「医療の隙間を埋める」役割を果たしていただきたいと願っています。

（前川知恵子）

TOKYO

東京土建国民健康保険組合 がん哲学外来

東京都
新宿区

1）プロフィール

　東京土建国民健康保険組合（以下，東京土建国保組合）の組合員は，建設産業に従事し，その主な業種は，建築・大工，電気，床・内装，給排水衛生ガス，塗装工事業などです。

　建設産業に従事している人々は，建材の研磨や切断作業などによる粉じんの中での作業が多いため，呼吸器系疾患の罹患率が高く，特にアスベスト（石綿）による悪性中皮腫や石綿肺，じん肺などの職業病が大きな問題になっています。東京土建国保組合では，職業病の早期発見をめざすためのとりくみとして，胸部レントゲン検査を健診での必須項目とし，さらに，健診で撮影したレントゲンを職業病専門医に再度読影してもらう再読影を実施しています。また，医療費の明細書から，職業病に係る病名を抽出し，職業病の疑いがある人に専門医への受診をすすめるとりくみも行っています。

　組合員の死亡原因では，気管支・肺がん，鼻・副鼻腔がん，悪性中皮腫など特定のがんの罹患率が有意に高いという結果が出ています。2011年4月1日～2012年3月31日に死亡した組合員は394名。そのうち，約半数（55.1％）にあたる217名の死亡原因にがんの病名が含まれていました。死亡者のがん病名の部位別内訳では，肺がん（55名），胃がん（37名），結腸がんと直腸がん（27名），肝がん（17名）の順で多くなっています。

　建設労働者は日給月給で働く人が多く，一旦病気になると収入が途絶え，治療費も大きな負担となります。組合員と家族の生活を守るため，国保組合では入院や通院時の窓口負担を払い戻す制度を実現し，できる限り治療に専念してもらうよう支援をしてきました。

　東京土建国保組合の母体である東京土建一般労働組合には肺がんをはじめとする呼吸器系疾患の患者会もあり，仲間同士で支え合い，助け合いながら活動しています。しかし，組織の中にもまだまだ1人で悩んでいる方が大勢います。

2）活動紹介

　そのような被保険者ががん治療と向き合い，心の健康をとりもどすサポートをしていくことが，ひとつの大きな使命であると考え，2009年4月より，「がん哲学外来」を開始しました。

　開催頻度は毎月1回，土曜日に各日3組を定員として実施しています。相談者の急な体調不良や通院などでキ

ャンセルになる場合もありましたが，2012年10月現在，31回52組の相談者を迎えました。

相談者の年齢は50〜60歳代が中心で，男女比は6：4で男性の方が多くなっています。52組のうち，36組が患者本人としての相談，16組が患者の家族としての相談でした。また，相談に訪れる人数は，27組は家族や友人と2人以上での相談，25組は1人での相談です。

職務上，病名などがわかることもありますが，相談をする方のお話を聞く場ですので，事前の調査はあえてしないようにしています。

相談室内には職員1名が同席して一緒にお話をうかがいます（予約の際に，職員が同席することは伝えてあるため，今まで同席を拒否された方はいません）。原則，職員はお話には加わりませんが，お茶やお菓子を用意して，リラックスしていただくよう心がけています。また，相談しているうちに，言葉に詰まったり，涙をにじませたり，沈黙してしまう場合があり，相談者の緊張を和らげるために，話の邪魔にならない程度に小さな音で，渓流の映像と音楽のDVDを流すようにしています。時には，相談者の方から話しかけられたりして，職員が会話に加わる場合もあります。

また，会話の中で，セカンドオピニオンの医療機関やがんについての公開シンポジウムなどの情報提供がされた場合には，医療機関の地図やシンポジウムのチラシなどの資料を，相談が終わるまでに用意するなどの対応もできる限りしています。

相談後は，相談者を玄関まで見送り，感想などを聞いています。この感想を報告し合い，翌月の運営を考えていきます。

がん哲学外来をお知らせする方法は，隔月で発行される「国保組合だより」という機関紙の告知記事と，ホームページが中心です。また，給付金の申請をおすすめする封筒にがん哲学外来の案内を印刷しています。そのほか，都内38か所にある支部の窓口に置けるよう，スタンドポップやポスターを作成したり，支部の機関紙での広報をお願いしたりしています。

開始当初は，機関紙を見ての申し込みが多かったのですが，最近はホームページや口コミでの申し込みも増えています。

一方で，開始から3年以上が経ち，さまざまな課題が生まれています。当組合では保健事業としてがん哲学外来を行っておりますので，対象者は国保組合に加入する方，またはその家族に限られます。新聞記事や講演，関連書などをきっかけとして相談を希望する方の多い他のがん哲学外来と異なり，がん哲学外来に対する知識が少ない人が多く，がん哲学外来とは何か，何をする場なのか，を説明することが難しいと感じています。

現在，がん哲学外来の理解を促す目的で，待合室に新聞記事や関連書を置

いて，自由に閲覧できるようにしています。また，ホームページからの誘導として，NPO法人 がん哲学外来のサイトにリンクできるバナーを掲載しています。

がん哲学外来の申し込みは，電話で連絡することになっています。その際にとても詳しく病状などを言う方もいれば，予約をしたいとだけ伝える方もいます。電話で聞き取った内容は，先生に予約状況を連絡する際に，年齢や性別などと一緒にお知らせをしていますが，相談をしている間に，電話で話された悩みとは違う話をされる方が少なくありません。

大抵の方が，相談室に入ると，最初は，今受けている治療や，飲んでいる薬，最近受けた検査の結果など病気の話をされます。やはり，がんについての相談ということで，病気や治療のことを話す場所だ，という風に考えられているのだと思います。

しかし，家族や仕事についての質問に答えるなど，時間をかけて話していくうちに，病気や治療以外のことも話してよい場所であるということに気付くと，病気そのもののことよりも，医師との関係性や家族，生活のこと，病気以外の自分のことなど，話の範囲はどんどん広がっていきます。相談者の方は医師と話をしながら，自分の考えをまとめたり，自分の想いに気付いたりしているように思えます。

自分の不安や悩みがどこから来ているのかを知る。そして，自分が何をしたいのかに気付く。自分ひとりでは難しくても，専門家の力を借りることでできることはあるかもしれません。

全国各地の医療関係者が，がん哲学外来の趣旨に賛同し，同様の外来を立ち上げようとしています。この動きがさらに広がることを期待しています。

（野口朋子）

吉田富三記念 福島がん哲学外来

福島県福島市

FUKUSHIMA

1）プロフィール

2010年4月，福島県立医科大学附属病院で「吉田富三記念 福島がん哲学外来」は開設されました。以来，毎月3～4組の患者さんやご家族に対して開催されています。

院内に張り出されたお知らせのチラシを見て，主治医からのすすめで，がん哲学外来を受診したことのある方の口コミで，と予約のきっかけはさまざまです。また，受診される方も患者さんやそのご家族，当院に入院・通院されている方，他病院に入院・通院されている方，と多岐にわたります。

スターバックスコーヒー福島医大附属病院店の協力もあり，受診の際は好きな飲物を選んでいただき，お茶を飲みながらのリラックスしたあたたかい雰囲気で面談が行われています。

面談内容を他の人に聞かれたくないと相談者の方が希望される場合はドアを閉め切りますが，通常は，面談で使う部屋と事務室との間のドアを開けたままにして，私たちが飲物の注文をとってお届けしたり，少し離れたところから，お話のやりとりをうかがったりしています。面談を終えられた樋野先生からさらに具体的にお話の内容をうかがい，患者さんやご家族へのご支援につながる示唆をいただいています。

2）「がん哲学外来」と向き合って

医療ソーシャルワーカーとして勤務する私たちの部署，臨床腫瘍センターのドアには，「がん相談支援センター」だけでなく，「吉田富三記念 がん哲学外来」という案内が記されています。そのため，ドアの前をたまたま通りがかったり，院内に掲示されているチラシを見たりして来られる方から「がん哲学外来って，なんですか？」という質問を受けることがあります。その質問から，私たちの「がん哲学外来」の対話が始まっていると感じています。

はじめのころは，どう伝えてよいものか，難問と格闘しているような思いで質問に答えていましたが，今では，このドアを叩いて下さった患者さんやご家族の中にこそ，その答えはあるのではないか，という思いでいます。

申し込みの段階では，いわゆる相談業務に必要とされるアセスメントを意識した働きかけは行っていません。あえて，意識的に避けているといえるかもしれません。病院として支援を提供しようとしている印象を与えてしまうのではなく，自然な語り合いの場として受け止めて下さることが，この「がん哲学外来」の力が発揮されることに

つながるのではないかと思っています。

　一方で，私たちが院内で関わっている患者さんへのご支援の中で，この方をぜひ「がん哲学外来」におつなげしたいと思い，ご案内させていただくこともあります。「がん哲学外来」では，支援のスキルや組織の中のしがらみのようなものから，ふっと自由になって，患者さんやご家族と向き合っているという感覚を覚えることがあります。これは，個人としてのお節介をしているのかもしれません。ただ，正直なところ，これが「偉大なるお節介」でなく，「余計なお節介」になっているのではないか，と自問自答しながらの対応であることも否めません。

　ある入院中の患者さんで，「がん哲学外来」の面談後，「自分が期待していたものとはちょっと違っていた」とおっしゃった方がいました。でも，その方はその後，「面談で先生に言われたから，この本，読んでみたんだよね」と臨床腫瘍センターを訪ねてこられ，その内容についてあれこれと話していかれました。また，群馬県の万座温泉での「がん哲学外来」の話が印象に残っていたご様子だったので，温泉の紹介や行き方をインターネットからダウンロードして病室にお持ちしたところ，「ありがとう。やっぱり，行ってみたいと思うんだよね。だって，そうでしょう」とおっしゃったのが，最後に聞いたその方の言葉でした。「だって，そうでしょう」の後に言葉はありませんでしたが，「生きたい」という言葉を生前よくうかがっておりましたから，「だって，そうでしょう，生きたいんだもの」とおっしゃりたかったのだと思います。「がん哲学外来」の対話は，その場でとどまることなく，その方の中でずっと反芻され続けるものだと教えられた瞬間でした。また，「がん哲学外来とは何か」の答えは，患者さんやご家族の中にあると教えられたのもこの方からでした。

　自分の中で，「がん哲学」について定義づけをしてしまうことは，大変おこがましいことのように思えます。かと言って，それが何かを考えることも決して放棄してはならないとも考えています。これからこの福島の地で私たちの「がん哲学外来」を進化させていくため，そして何より自分自身が「がん哲学外来」を通して成長するために，なぜこの働きが病院に必要なのかを絶えず問い続けていきたいと願っています。

（池田紀子）

富士山記念 山梨がん哲学外来

山梨県
北杜市

YAMANASHI

1) プロフィール

2010年10月，北杜市白州町で「富士山記念 山梨がん哲学外来」はスタートしました。

初回は，地元の会場を借りての記念講演会と公開がん哲学外来というイベントとしての開始で，その後は，2〜3か月に一度，予約により2〜4組，1組あたり1時間をとって，無料にて面談を行っています。

外来の希望者は，協力をいただいている地元スタッフの情報や，地域の新聞，テレビ，ラジオなどあらゆる媒体を通じてお知らせして募り，受け付けています。相談内容はさまざまですが，面談者からは，「本当に気持ちが楽になった」，「明るく前向きな気持ちになった」などの喜びと，感謝の報告をいただいています。

開催には，地元のボランティアスタッフ，VIPクラブ山梨や(株)BLA，(株)萌木の村などの地元企業の温かい応援が，それなくては成り立たない大切な要素となっています。地元スタッフの交流の場，学びの場にもなっていることは，人間関係の交流の希薄な時代における，大きな副産物であると言えるでしょう。

2) 活動紹介

3周年を迎えた2012年の6月17日には，萌木の村の船木社長の協力を得，清里のオルゴール博物館にて，記念市民シンポジウムを開催し，講演と，メディカルカフェでの2組の面談が行われました。メディカルカフェの時間帯には，素晴らしいピアノ演奏と，オルゴールコンサートが無料で行われ，参加者の方々に楽しんでいただきました。

たっぷり時間をとって，お茶をいただきながら，また，現役の医師による外来なのに無料で行われるといった，あまりにもユニークで今までになかった外来形式である「がん哲学外来」は，人口密度の低い当地では知る人もまだ少なく，毎回，開催までに外来希望者に情報が伝わるような工夫に努力を要しているというのが現状です。今後，「がん哲学外来コーディネーター養成講座」などの開催により，日本各地にその意思を継承する方々が生まれ，多くのがん患者の方々に，「がんでありながらも，希望をもって明日の一歩を生きる思い」を提供できることを期待しています。**（木下惠美子）**

浅井三姉妹記念 福井がん哲学外来

福井県 福井市

1）プロフィール

福井県済生会病院は460床の地方の急性期病院で，地域がん診療連携拠点病院です。全患者の約3割ががん患者で，がん診療に力を入れています。

1998年に独立型緩和ケア病棟を開設し，数年前よりがん治療の目標を「体に優しいがん治療」から「心と体に優しいがん診療」へと推移してきました。そして，2011年4月の集学的がん診療センター創設を契機に，これまでのがん患者会とは一線を画した，患者と職員が共に語り合えるサロン形式の場を提供することを検討してきましたが，このような時期にがん哲学外来に出会ったのです。

同年6月，当地を舞台とするNHK大河ドラマにちなみ，「浅井三姉妹記念 福井がん哲学外来」と命名され，第1回の外来が開催されました。先述のサロン形式の場は，「メディカルカフェ」と名付けられ，p. 46で紹介されているような活動を展開しています。

2）活動紹介

開設から1年間で4回開催しましたが，院外からの参加もあり，大変好評を博しています。参加した患者からは，「がんもさることながら，家族環境や自己犠牲など，良い教えをいただいた」，「心の持ち方の大事さ，プラス思考で，茨の道でも真綿の道に変える自己努力の必要性を感じ，勇気100倍になった」との声が寄せられています。

2012年2月には，当院にて市民公開シンポジウム「がん医療の隙間を埋めるもの」を開催。患者，医師，行政のそれぞれの立場での発表，そして特別講演「がん哲学外来：対等な立場で接する」が行われ，医療従事者や家族が患者を見捨てずに関心を持つことがケアの基本であり，患者と向き合って対話し，その思いに共感することが重要であることを学びました。

同年9月に長野県佐久市で開催されたがん哲学外来市民学会第1回大会，第2回がん哲学外来コーディネーター養成講座には当院からも数名が参加。2013年6月竣工の南館には，新たな心の隙間を埋める場も整備しました。がん哲学外来およびメディカルカフェの質向上を図り，さらに地域に活動を広げていきたいと願っています。

（田中延善）

2) 集学的がん診療センター長の立場から

従来のがん診療とは，医師が中心となって医師だけで患者さんに一方的に提供するものでした。しかしこれからのがん診療は，医師による手術，抗がん剤治療，放射線治療はもちろん，他の職種（看護師，薬剤師，栄養士，医療ソーシャルワーカー（MSW）など）の関与によるがん診療の提供が必須です。患者さんによっては治療以上にそちらにウエイトがある場合もあります。また，正確ながん情報の集計・提供や，連携を含めた継続した診療が必要になります。その他，院内外でのがんに関与する教育・研究・研修なども必須です。各職種が機能的に働き，チーム医療として患者さんやご家族に関わり，スタッフが動くという意味で「集学的がん診療」という概念が重要になり，それを内外からサポートしていくセンターが必要になってきました。

具体的には，① 質の高いがん診療，② 患者・家族のサポート，③ 院内がん情報の集約，④ がん診療の地域連携，⑤ 臨床研究および教育，という面から活動しています。中でも②は，「心に優しいがん診療」を継続していく上では，なくてはならないものであり，当院でも，さまざまな取り組みを行っています。がん診療連携拠点病院に課せられたがん相談支援室，よろず相談外来，セカンドオピニオン外来などがそれに当たります。また，当院独自の取り組みのメディカルカフェ，日本対がん協会主催の「リレー・フォー・ライフ」にも，集学的がん診療センターで取り組み，患者さんやご家族をサポートしています。そして現在，その中でも最も大きなウエイトを占めているのが，がん哲学外来です。

参加された患者さんは「何かふっきれた感じです」，「道標をいただいたようだ」，「明日からの生き方が変えられそうだ」，「心を奪われたようだ」など皆が感激し，笑顔で帰られています。私は医師になり30年近く経ちますが，こういう言葉はなかなか患者さんから聞けるものではありません。

今後も，がん哲学外来は患者さんたちの心の支えになることでしょう。がんの病状が進めばまた違った心持ちで面談に臨むことになるかもしれません。その心の支えがあってこそ，われわれがいつも目指している「心に優しいがん診療」が提供できると思っています。

（宗本義則）

NAGANO-café-

佐久がん哲学外来 ひとときカフェ

長野県 佐久市

1）プロフィール

人はこの世に生まれ，いずれ死を迎えます。私たちは病気を予防することはできても，どのような病気になるかは，わかりません。そして，死を前にしてどんな病気であっても，最期まで自分らしくありたいと考えます。

保健師として日々，健康相談を行いながら，「この方はこの先，どのようになりたいのだろうか」，「私はこの方に対して何ができるのだろうか」と考えることがよくあります。医療者目線の面接では，行動変容には至らないとわかっていながら，そのような面接をしている時があり，反省することも度々でした。そんな時，「がん哲学外来」に出会ったのです。

哲学＝自分が生きるということ，何のために存在するのかを考えると捉えて，病気になった時に「自分はどうありたいか，どう生きたいのか」を，相談者の方と一緒に考えていきたいと思うようになりました。また，相談に来られた方が病と向き合った時に思い出していただけるように，相手目線に立った面接も心がけていきたい，と考えるに至っています。

そして2010年5月，佐久総合病院名誉総長の故 若月俊一先生生誕100周年に寄せて，「広々としたメディカルタウンをめざして～人と人の支えあい心と心のふれあいを～」というテーマで，「がん哲学外来研修会」を開催しました。その時に出会ったのが，若月先生の「よい医療は住民がつくるもの」，「医療の民主化」，「愛こそすべて」という言葉です。

「医療の民主化」とは，①いつでもどこでも誰もがその時代で最高の医療が受けられること，②自分たちの健康問題を自分たちで取り上げ，解決の道を探れるようになることです。誰しも病気になった時には最高の医療を受けたいと思うことでしょうし，自分の健康を守るためには自ら為すべきことを為して主体的に自分の人生を全うしたいと考えることでしょう。この佐久の地で「がん哲学外来」の活動を引き続き実施していくことが，若月先生の教えと志を継承していくことにもつながると考えています。

2）活動紹介

2011年1月から毎月1回，病を通して感じた思いや出会いを大切にする場として，どなたでも参加できる「がん哲学外来メディカルカフェ」を開催しています。患者さんをはじめ，家族の方，看護師，地域のお年寄り，

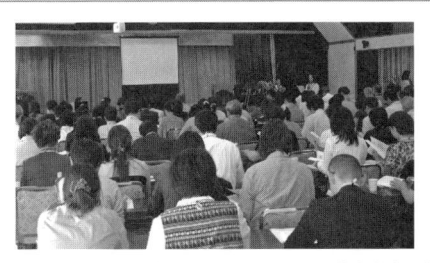

図1 第1回がん哲学外来コーディネーター養成講座の様子

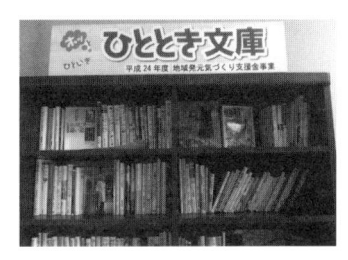

図2 ひととき文庫
平成24年度長野県「地域発元気づくり支援金事業」でがん哲学外来研修センターに設置された図書コーナー。がん関連書も含め，蔵書の充実を図り，地域交流の場の一つとして活用していきたいと考えています。

マスコミ関係の方など，さまざまな方が参加してくださっています。事前に話題提供する方を決め，まずその方に話していただき，続いて感想や質問，自己紹介などをします。毎回，笑いや涙，感動の中で，2時間という時はあっという間に過ぎていきます。体調の思わしくない方には傍らで横になって参加していただくこともあります。カフェの閉店（？）時間が来ても，話は尽きることなく，多くの方がいつまでも立ち話をされたり，お互いの連絡方法などを聞き合ったりしています。

また，2011年12月に当地，佐久で開催された第1回がん哲学外来コーディネーター養成講座（図1）参加者の中で，カフェ運営を率先してサポートしたいという希望者を「カフェサポーター」と位置づけました。カフェに参加された方々に自筆のお便りを書いたり，個別の相談に応じたり，カフェのときのお茶やお菓子を用意したりしています。

今後も引き続き開催して，人の環(わ)を広げ，地域の多くの方々の拠りどころとなっていきたいと考えています。ご希望があれば，個人のお宅や病床での出張メディカルカフェも，随時実施し，時には医療機関をはじめさまざまな機関とも連携を深めながら，市民の健康や命の尊さを思いあえる社会を目指し，人々の架け橋になるよう，活動を展開していきます（図2）。

（小林久子）

TOKYO -café-

がん哲学外来お茶の水 メディカル・カフェ in OCC

東京都 千代田区

1）プロフィール

　がん哲学外来お茶の水メディカル・カフェは，御茶ノ水駅より徒歩3分程のお茶の水クリスチャンセンター（OCC）ビル内で，毎月1回，土曜日の午後1〜4時に開催されています。お茶の水という交通の便の良い場所柄，東京近郊からはもとより，遠方から来られる方も数多くいらっしゃいます。OCC職員の方々に支えていただきながら，約20名のボランティアスタッフが皆さんをお迎えしています。

　2012年5月26日の開設以来，12月現在ですでに2回の特別講演を設け，淀川キリスト教病院名誉ホスピス長の柏木哲夫先生と，ニューヨーク訪問看護サービス・ホスピス緩和ケアのチャプレンである岡田 圭氏にお越しいただきました。いずれも大盛況で，一度に60名以上収容できるスペースが確保できたのも，毎回スタッフを含めた参加者全員が淹れ立ての美味しいコーヒーやお菓子がいただけるのも，開催場所がOCCだからこそ。心から感謝申し上げる次第です。

2）活動紹介

　カフェではまず，OCC副理事長でメディカル・カフェのスタッフでもあられる榊原 寛先生とNPO法人 がん哲学外来理事長の樋野興夫先生のお話をうかがい，6人掛けのテーブルに5名ずつ座って，ファシリテーター兼コーディネーター役を務めるスタッフ1名を交え，お茶を飲みながらお話をします。その間に，希望される方（事前予約優先）は別室で個人面談を受けられます。参加される方々は，「がん」という共通の認識はありながらも，さまざまな背景をお持ちで，話題や課題はテーブルによってそれぞれ異なります。その後，テーブルごとに話し合った内容の発表があり，最後に榊原先生と樋野先生のご意見をうかがって終了となります。

　印象に残るエピソードをご紹介します。

　「主人は末期のがんの状態で入院していて，治療を受けるよりも，家族と一緒の時間を自宅で過ごしながら自分らしい生活がしたいと願っています。私は，主人に治療を受けて，少しでも長生きをして欲しいと考えています」と訴えられたAさんに対し，

　「数か月前，主人を看取りました。私もAさんと同じ気持ちでしたが，当事者の主人が一番望むことをしてあげようと決心して，主人の思う通りに過ごしました。悔いはありません。こ

れで良かったと思います。Aさんもご主人の望まれる通りにしてあげて下さいね」とBさん。さらに、

「私はまさに、Aさんのご主人と同じ立場です。私は最後の時間を家族と過ごしたいと考えていますが、家内は治療を望んでいるようです。今、お2人のお話をうかがって、家内の気持ちを理解することができました」と笑顔で話されたCさん。

お2人の発言にAさんは大きく頷かれた後、「そうですね、当事者の主人の考えを大切にします」とおっしゃいました。

そして、2か月後のカフェで、Aさんからのメールがスタッフから紹介されました。Aさんのご主人が亡くなられたこと、ご主人の望まれるように、自宅でご家族との時間を大切に過ごす支えになれたことに後悔を感じていないという内容でした。

発言された3人の方々は、その日が初対面で、それぞれ違う立場、違う地域で生活をされ、その日の話題が何か、何が起こるかも知らないまま参加された方々です。きっと、参加の理由もそれぞれ異なっていたことでしょう。しかし、Aさんの抱えていた問題は、つらい経験を通ってこられた方々のお話を聞くことで解消されたのです。「当事者が一番望むことをしてあげる」という、コーディネーターに必要な資質を修得されて、Aさんはご主人の人生と向かい合われたことでしょう。お3方とも、素晴らしいコーディネーターです。

このほかにも、たくさんの印象的な出会いがありました。

「がんになったことで、優先順位を見直すことができました。自分の人生で、本当に大切な人や物が何かがわかって、今までより豊かな時間を過ごしています。」

「絵を描くことが生き甲斐なので、絵が描けなくなるような治療を断りました。毎日、絵を描いています。」

「まだ子どもたちが小さいので、できる限りの治療を受けて、長生きします。」

皆さん、素敵な笑顔で話されます。

何のお役に立てるかわからないままカフェのスタッフになりましたが、いつも患者さんから学び、励まされるばかりです。「お役に立つ」などという高慢な考えを持っていた自分を今は恥ずかしく思います。スタッフ同士で最近始めた読書会などを通し、日々勉強を重ね、参加される方々のニーズにお応えできる場を作っていけたらと思っています。

(井坂由季子)

TOKYO-café-

多摩市立グリーンライブセンター 河井道記念 恵泉 がん哲学外来 グリーンライブ・カフェ

東京都 多摩市

1) プロフィール

2012年7月から現在まで，地域で活動する者，恵泉(けいせん)女学園大学関係者が集まり，毎月第2土曜日の午後，「寄り添う場」を持っています。会場は元々多摩市が所有していたミニ植物園で，展示される四季折々の花鉢や観葉植物が，集まる人々の心を和やかにしてくれます。行き帰りに，また，会話に疲れた時に，緑溢れる空間を散策し，気分を入れ替えることも可能です（図）。

2) カフェのニーズ

現在まで続いているこのカフェでは，大きな発見と貴重な体験を得ることができたと感じています。

まず，がんは日本人の半数が罹患し，1/3の死因になる「身近」な病気でありながら，日常生活においては，なかなか他者に伝えることができないこと。がんを公言すると，「聞いた人が緊張する」，「引いてしまう」，「空気が凍りつく」などの意見が，来られた方の口から繰り返し語られました。そのため，たとえ親しい間柄の人に対しても，なかなか正直な気持ちを吐露することができず，不安で，つらいばかりの時間を，患者さんは1人で過ごすことを強いられるのです。また，「心配かけたくないので，明るく振る舞う」という言葉も聞きました。

そのためでしょう。皆が同じ目線で「がん」を語るこの場では，会話が途切れることがありません。当事者が感じる心身への負担，病院対応の良し悪し，また，高額医療への不満など，患者さんの目線を，がんにかかっていない者がまったく理解していなかったことを改めて感じるのです。

「出入り自由」が原則ですから，持ち寄ったモノを食べながら，コーヒーを飲みながら，土曜日の午後のひとときを一緒に過ごす。すると最初は緊張した面持ちで来られた方の表情も次第に柔らかくなり，「ずっとこういう機会を待ち続けていました」と帰宅されることも少なくありません。

素直に告白すれば，こうしたカフェにニーズがあるのか，人が集まるのか，始める前は不安でした。しかし，がんと闘っている当人や，家族にがん患者がいる人にとって，日頃感じていること，思っていることを自由に話すことができる「場」は，確実に必要とされているようです。また，「病院」と「当事者」以外の人が，より広く，正確にこの病気を理解する側面と役割がある，と今は感じています。

（桃井和馬）

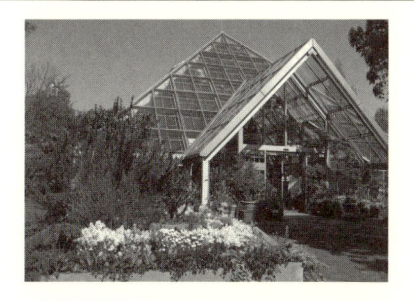

コース1
TGLC 付近から

多摩中央公園
→白山神社
→青木場交差点
→向かいの斜面を
　登って亀ヶ谷緑地
→どんぐり山
→鶴巻3丁目
→出発点に戻る

徒歩約40分程度

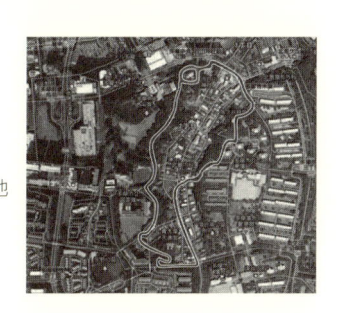

図 会場の外観（上）とスタッフが作成した自然散策マップの一例（下）
多摩市立グリーンライブセンター（TGLC）を出発点として，患者さんでも無理なく歩ける40分のコースを紹介しています。

GUNMA-café-

内村鑑三記念 メディカルカフェ・沼田 がん哲学外来

群馬県
沼田市

1) プロフィール

沼田市は尾瀬の玄関口で、北に谷川岳、南に赤城山に囲まれた沼田盆地という自然豊かな環境にあります（図1）。当院、沼田病院は、国立病院機構病院の一つで、「がん診療連携拠点病院」に指定され、専門的ながん診療において群馬県北部にある医療機関と連携しつつ、緩和医療の推進、医療情報の提供・啓発などを目指して、公開講演会、研修会などを積極的に提供しています。

2011年7月の公開講演会で、樋野先生をお招きし、「がん哲学二つの法則」と題した講演を行いました。この年は奇しくも、先生ご自身が敬愛され、また、多くの群馬県民が一度は使う上毛カルタでも「こころの灯台」と歌われる日本の偉人の一人、内村鑑三（図2）の生誕150周年でもありました。

この講演を聞かれた一般市民の方が先生に「がん哲学外来を受診したい」と直接お話しされたことがきっかけとなり、「内村鑑三生誕150周年記念がん哲学外来」として、同年10月から当院で開催されることとなりました。私たち医療関係者も、経験や業務にも益するものと考え、患者さんの同意のもと、可能な限り同席させていただきました。私たちにとっても、今後の目標や生きがいを改めて考えさせられるターニングポイントのような場所、瞬間となっています。

とはいえ、「哲学」という言葉からは、「難しい」、「わからない」といった印象を受けます。「哲学」を簡単に言い換えるとすれば「人生観」となるでしょうか。内村鑑三は著書の中で、人生には目的があり、（その目的は）「キャラクター（品性）の形成、完成」と書いています。しかしそうは言ってもやはり、「哲学外来」とはどのような外来なのか、想像することは難しいものと思われます。そこで、当院で「がん哲学外来」を受診された方の1事例を紹介いたします。

2) 事 例

末期の肺がんで入院されていたAさん。体調が悪いため、病棟の個室でベッドに横たわっての面談となりました。同席されたご家族（妻・長女）も交え、以前の職業や家族構成・入院期間など、Aさんの大体の状況がわかったところで、話題は病気になった人の一般的な悩みや傾向へと移っていきま

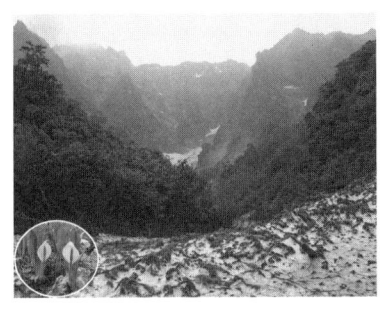

図1 春の谷川岳と尾瀬の水芭蕉
（村田成正氏撮影）

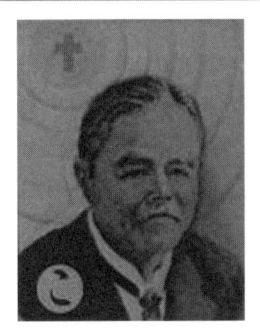

図2 上毛カルタの絵札「こころの灯台 内村鑑三」（財団法人 群馬文化協会発行）

す。
- 自分より大切な何かを持っている人は，死への不安にさらされる毎日にあっても冷静でいられる。
- 人の悩みのうち，病気に関するものは1/3程度で，その1/3は人間関係からくるもの，そのうち半分は家族に対するものであり，病人になると普段は気付かないようなことに気付くようになる。たとえば，普段から口数の少ない夫に対し，妻は「私が病気の時くらい話しかけてくれもいいのに，冷たい人だ」と感じてしまう。
- 都会の核家族化傾向の中にいる人は，30分の間も，同じ空間に家族と一緒にいることができず，家族からの暖かい言葉がけも「余計なお節介」と感じてしまうことが多い。この寂しい境遇を一変させるには，「余計なお節介」を「偉大なるお節介」に変えることが重要で，そのためには，その人が今一番望んでいることを知ろうと努力すること，共に考え，共感してあげることが大事となる。「言葉」には癒しがあるというが，それは「いい言葉」にだけ当てはまる。
- 誰にでも後ろから見守ってくれている人が必ずいて，一人ではない。最後には家族が見届けてくれる。
- 実際に話をしたり聞いたりしてもがんが治ったり改善するわけでもない。「がん哲学外来」の目的は，「解決」ではなく「解消」すること。
……

途中から同席のご家族は涙を流してうなずきながら，Aさんは枕を1つまた1つと足して上体を起こして食い入るように，聞いていました。表情も穏やかで満足そうに一変して見えました。終了後もご家族とAさんが共に涙しながら語り合う光景に「しばらくはそっとしておいてあげたいな」と言ったスタッフの言葉がすべてを物語っていました。Aさんは，がんについてだけ考えるのではなく，人生や家族についても考えることができ，「自分

より大事なものは何であったのか」に気付いたのではないでしょうか。

3) 今後の展望

面談後は、医師，看護師のほか，他部門のスタッフも同席して，先生と懇談。そこで得られた情報を他のスタッフにも伝達して共有することの重要性も学びました。そうすることで患者さんに対して同じ働きかけができますし，患者さんと医療者との間にある垣根を取り外すこと，良いケアや効果的な治療を行うことにもつながり，病気の回復に反映されることが期待できます。

当院のがん哲学外来は現在，「内村鑑三記念 メディカルカフェ・沼田 がん哲学外来」として機能しています。メディカルカフェは，当院のがんサロン「ふれあい」の活動の一環として行われているもので，沼田市在住のある男性の方がボランティアとして関わってくださり，毎週水曜日に開かれています。そしてここが，「がん哲学外来」を提供する「場」の一つにもなっています。

今後，このメディカルカフェが，「がん哲学外来」をとり入れることにより，患者さんにとって，気軽に立ち寄り，コーヒーやお茶を飲みながらほっとした安堵感を感じつつ，医療者や家族や友人と，あるいは患者さん同士で，同じ目線で対話する場，憩いの場，時にはお一人で静かに過ごしながら自分自身を見つめ直す場，ひいては医療の「隙間」を埋める場として院内から院外に発展的に広がることを願っています。

そして私たち自身，専門的な知識と技術を有する医療者として，また，「がん哲学外来コーディネーター」として，患者さんやご家族にとって何が一番大事なことか，そのために何ができるかを一緒に考え，行うよう，今後とも努めていきたいと思っています。

（角田知暁・見供 修・桑原英眞）

がん哲学外来カフェ in 万座

群馬県 嬬恋村

1) プロフィール

嬬恋村(つまごいむら)は，農業と観光で成り立つ，人口約1万の村です。特に7～10月のキャベツの出荷数は日本一，この時期に消費される約90％が嬬恋村産です。村内には万座温泉，鹿沢温泉，浅間高原などがあり，軽井沢から嬬恋村・草津町・志賀高原と続くルートは，年間2000万人が訪れる，日本最大の観光ベルト地帯と言われています。

農業に従事している高齢者が多いためか，健康な人の割合が高いようで，国民健康保険で使う医療費も，県内で最低水準です。しかし，がんをはじめとする難しい病気に対応できる専門医や拠点病院が少ないことなど，都会とは異なる問題が存在します。また，「団塊の世代」が定年退職を迎える時期に来ていますが，体のどこかしらに不調がみられるようになる年代でもあり，医療，福祉，介護，年金といった問題に高い関心を寄せる人が多くみられるようになりました。

2) 今後の展望

このような状況の中で，「がん哲学外来」の活動と出会いました。さまざまな立場からの意見をうかがっていく中で，

- 一人一人の患者さんと向き合う治療が理想だが，今の医療現場では実現困難
- しかし，医師でなくても，それぞれの立場・分野で患者さんの役に立つことは可能
- 立場を越えて連帯で取り組むという姿勢，また，情報交換をし合い，問題点を共有して，解決に向けて話し合える場所が必要
- 患者さんがもっと気軽に話し合える場所が必要

といったことを学びました。医療技術の進歩だけでは解決できない問題があること，心のケアが重要になっていることを感じました。

そのための場所づくり——とにかく皆が気楽に集まりやすい場所ならばよいわけです。カフェならメディカルカフェだし，土地の特性を生かして，「メディカル温泉」でもよいかもしれません。人材の育成も必要です。他地域・団体との連携や行政への働きかけも行いつつ，取り組んでいきたいと考えています。

(大野克美)

FUKUI-café-

福井県済生会病院 メディカルカフェ

福井県 福井市

1) プロフィール

その季節に合わせたスタッフ手作りの飾り付けが施され，BGM にジャズが流れる穏やかな雰囲気，そして，コーヒーの香りが参加者を迎える……当院のメディカルカフェの光景です（図1）。

「1 人で悩まずに，仲間や医療スタッフと話してみませんか？ きっと心が軽くなります」をキャッチフレーズに，2011 年 8 月よりメディカルカフェを開設しました。対象は，当院・他院を問わず，がん治療で通院または入院されている患者さんやそのご家族。事前の申し込みは不要で参加は無料，開催時間内の部屋への出入りは自由です（ただし，入室時には受付が必要）。お茶を飲みながらという，診察室とは違ったリラックスした雰囲気で，医療者と患者さんやご家族はもとより，患者さん同士またはご家族同士が自由に話をすることができる場所となっています。

当院のメディカルカフェの特徴は，多職種が常駐し，多形態のサポート体制が提供できることです。がん専門医，緩和ケア医師，認定看護師，管理栄養士，薬剤師，医療ソーシャルワーカー，音楽療法士，臨床心理士が，各専門分野から病気や治療のこと，生活全般に関すること（食事，医療費など），気持ちの状態など，さまざまな患者さんやそのご家族のお悩みに向き合っています。運営には，がん患者会の方にも参加いただいています。病院や医療者中心で運営するのではなく，あくまでも参加者が中心となれるような形を重視しているためです。

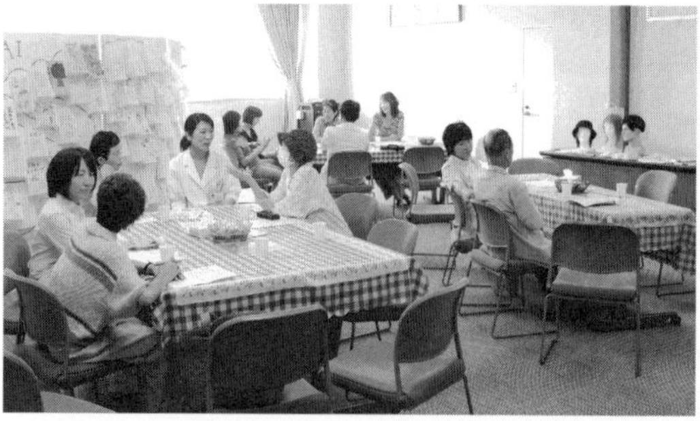

図1 メディカルカフェの様子

2) 活動紹介

毎月第1金曜日の午前10～12時，午後1～3時の計4時間，開催しています。

室内には，がんに関するパンフレット，ウィッグや弾性スリーブほか，ケア用品，関連書などを展示し，自由に手に取り閲覧できるブースを設けています。受付時には，「ここでの話は口外しない」，「他の方を傷つけるようなこと，批判や非難はしない」，「特定の目的の勧誘活動はしない」という『メディカルカフェのルール』をお渡しし，安心して参加できる場を作っています。また，ボランティアの方が飲み物の提供をお手伝いして下さっています。これまでに参加された方からは，「飲み物があるのでスムーズに話がしやすかった」，「明るい雰囲気」，「気持ちよく参加できた」と好評をいただいています。

午前の部は，参加された方々が自由に過ごす時間となっています。ご希望されるのは医療者との面談なのか，他の参加者の方との交流なのか，もしくは両方なのかを受付の段階で把握し，参加者のニーズに合わせて医療スタッフが橋渡し役をしています。医療者との面談のみを目的とする方よりも，他の参加者との交流を求めてのご参加が多いようです（図2）。

午後の部では，1時から約30分，がんに関するミニ講義を行っています。2012年度からは，講義後，その内容をもとにグループで話し合う時間を設けるようにしました。医療スタッフがファシリテーターの役割をし，講義で同じ話題を共有したことをきっかけに，参加された方々がそれぞれの思いや考えを共有し，つながる場となるようにしています。いわゆるグループ療法を，メディカルカフェの場で行っているようなイメージです。このグループ療法には，不安などの情緒状態の改善，がんへの対処技能の改善，ソーシャルサポートの増加・改善，治療・副作用への対処など病気についての知識・情報の増加，QOL（生活の質）の改善などの効果が期待できる[1]と言われています。

たとえば，このようなことがありました。

「がんが再発したら痛みが出ますか？ すぐに出ますか？」と涙しながら不安を話された初参加のAさんに対し，種類は違うけれどもがんとの付き合いが長いBさんが「私は再発して痛みが出たけど，うまくコントロールできる薬と出会えて今は痛くない

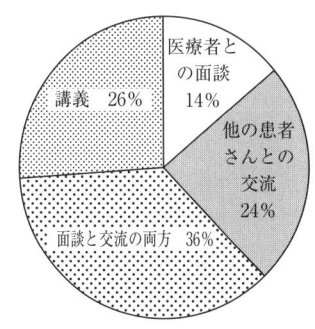

図2 メディカルカフェ利用動機
（2011年12月～2012年10月）

- 講義 26%
- 医療者との面談 14%
- 他の患者さんとの交流 24%
- 面談と交流の両方 36%

の」とにこやかに話されました。その姿に，Ａさんも「でも，とてもお元気そう」と言われ，その後のグループでの話の中では徐々に笑顔も増え，カフェ終了後にはにこやかに帰って行かれたのです。まさに，同じ病気を持つ仲間同士が，病気により生じるつらさを共感できたことによる，グループ療法の効果を見た思いでした。

3) 今後の展望

　全国各地でメディカルカフェが開催されています。当院の場合は，病院が開催する形態ではありますが，誰がどのような形態で……といった決まりはありません。地域や利用者の状況により，いろいろな形態があって良いのだと思います。

　今後も，参加者のニーズを把握しつつ，より充実した時間を過ごすことのできる場所となるように，また，「福井県済生会病院に行けばメディカルカフェがある」と，患者さんやご家族がいつでも気軽に立ち寄ることのできる居場所として存在し続けていければと願っています。

（車屋知美・河内康恵・吉川千恵）

文　　献
1) 河瀬雅紀編著，中村千珠著：がん患者グループ療法の実際, p.54, 金芳堂, 2009.

OKAYAMA -café-

神谷美恵子記念 がん哲学外来カフェ in 長島愛生園

岡山県
瀬戸内市

1) プロフィール

　長島愛生園は，ハンセン病の患者さんを収容するためにできた療養所です。入所者は，ハンセン病の既往があり，原疾患は治癒したものの後遺症や高齢のために社会に出て生活ができない方々です。がんに罹患している人もかなりの割合を占めています。

　2012年7月12日，愛生園主管「瀬戸内集談会」にて樋野先生の特別講演を行い，職員や愛生園附属看護学校生徒・入所者，300名強が聴講しました。「がん哲学外来とは？」皆，興味津々で聞き入っていました。

　続いて，オープンカフェ方式で「がん哲学外来カフェ」が開催され，2名の入所者との面談の様子を，70数名がお茶を飲みながら拝見しました。30分ずつの対話でしたが，開始から数分後には，ハンセン病発病・隔離から今までの来し方や，自分のがんの話などを，笑顔を交えて話す入所者の姿がありました。

　そして，面談を終えた入所者自らが「客体ではなく主体となること」を選び，その熱い思いを共有したいという職員の希望もあって，「神谷美恵子記念 がん哲学外来カフェ in 長島愛生園」常設構想ができあがったのです。

　コアサポートメンバーが集って，着々と準備を進めていき，特別講演から2か月後の9月18日，3～4人掛けのテーブル5つの第1回カフェ開店と相成りました。入所者6名，園外から7名（中には県外から来られた方も）が参加。お茶とお菓子をいただきながら，和気藹々と話が弾み……，シーンとしてしまったらどうしようと準備しておいたCDプレイヤーも，その出番はありませんでした。

　カフェ終了直後の入所者のキラキラした目，かつて見たことがないほど生き生きとした表情が忘れられません。「あんなに言葉のキャッチボールができて楽しいことを，もっとたくさんの人たちに体験してもらいたい。園外の方にも，ほかの入所者の方にも広げたい」との力強い発言があり，また，入所者自治会もカフェ常設に賛同し，今後も月1回，開催していくことになりました。

2) 今後の展望

　長島愛生園には現在，がん哲学外来コーディネーター養成講座を修了したスタッフが2名います。これからも経験を重ね，がん哲学外来市民学会な

どの仲間たちとも連携を継続し，地域の方々のご協力もいただきながら，より豊かな「カフェ in 長島愛生園」を運営していきたいと思っています。そして，生きる意味を対話するこの時間を，私たちだけで享受するのではなく，皆さんとシェアできるよう広報活動を行っていくことも，その責務でしょう。

また，自分が落ち込んでいる時にハイテンションの人と話をしていると，一層暗い気持ちになることがあります。一方，弱っている者同士が寄り添うことで，互いになぐさめとなることがあります。樋野先生の言葉を借りるならば，「プラス×マイナスはマイナス。プラス×プラスや，マイナス×マイナスはプラス」ということでしょう。今後は，たとえば不登校児童，いじめを受けている児童にも，心を解放する場として参加してもらえたらと思い，2013年4月30日にがん哲学学校を開校しました。

── 稿を終えるに当たり，元ハンセン病の詩人，塔 和子さんの詩を贈らせていただきます。

幸せも／喜びも／苦しみも／
悲しみも，
ささやかな日常の中に／
全部あるんだよ。
希望を見出したかったら／
その日を丁寧に生きていくことだよ

（大和豊子）

2 当事者の思い

　　ここに紹介するのは，患者自身の，そして，さまざまな立場にあって患者を取り巻く人々の生の声である。

　　医療の現場において，日進月歩の進化を見せる技術や制度改革に直面しながら治療・研究に当たる中で，地域に根差した患者支援とは何かを追求し奔走する中で，がんを患った人と生活を共にする中で，日々，どのように感じているのか。その立場ならではの悩み，ジレンマとは？　がんを経験したことを通して気づいたこととは？

　　がん哲学外来コーディネーターとして，「隙間」を埋めるためにできること，それぞれの立場なればこそ担える使命や役割とは何かを，考えるヒントになるのではないだろうか。

2.1　医療従事者の立場から

● a. 自分にとってのがん哲学外来
　　　─触れるか触れないかの感じで手を差しのべる場所─

　消化器外科医となりがんの患者さんと相対し始めたのは30年余り前，東京ディズニーランドができ，ファミコンが売りだされ，そしてテレビでは朝の連続テレビ小説「おしん」が放映されていた時代です。当時を思い出すとパソコンや携帯電話などとは無縁の時代でした。情報は本や先輩から教えられることが中心，そして病棟などとの連絡には固定電話もしくはしばらくして登場したポケットベルしかありませんでした。患者さんも情報を得ることが難しかった時代だと思いますが，自分たち医療者も非常に狭いフィールドの中にいたこと

になります。

　当然ながらいろいろなことが現在とは違っていました。今の医療からみると考えられないかもしれませんが，"がん"を告知するかどうかが医師の間でも真剣に論議されていた時代です。先輩によっては「安易に"がん"と告知して患者さんが自殺したらどうする」とよく言われたこともあり，患者さんとのやり取りの中で"がん"という単語は「がんかもしれない」「悪いもの」などオブラートでぐるぐる巻きにして使っていました。現在と比較すると早期発見が少なく，治療成績が悪く，医療者さえ，進行がん≒死もしくは社会生活からの離脱と考えており，患者さんやご家族は「おまかせします」という時代であったことを考えると，やむをえなかったと思えます。

　自分自身も，実際に4年目に勤めていた病院で，今からは考えられない経験をしました。早期胃がんの手術（完全に治癒手術）を受けられて1年たった患者さんが「手術の前には言わなかったけど，あなた"がん"だったのよ。でも早期発見で良かったね」と家族から言われた晩にマンションから飛び降りて亡くなってしまったのです。それほど"がん"という言葉の持つネガティブな力は大きい時代で，医療者としては患者さんに良かれと思い込んで"がん"という言葉をあえて使わないようにしていたのだと思います。しかしながら，告知をしないことで医療者と患者さんの間のコミュニケーションがとれなくなったり，患者さんと家族との関係がぎくしゃくしてしまったことも少なくありませんでした。

　その後，がん治療はどんどん進歩し，治療成績が飛躍的に進歩するにつれ，ソフト面としてもいろいろなガイドラインやマニュアルが整備され，医師だけではなくさまざまな職種が関わった多職種連携のサポートも整ってきました。そして"がん"の告知も糖尿病など他の病名告知と同様に行われるようになりました。たいていの場合，大なり小なりの不安を抱えつつも患者さんやご家族は「わかりました」「おねがいします」と返事をされ，流れに乗って治療が進められていきます。少しぐらい不安があっても自己消化で克服して治療を受けられる患者さんが多いと思いますが，不安を払拭しきれない人も少なからずおられると思います。患者さんひとりひとりの取り巻く環境などさまざまなことが千差万別であり，個々の状況に応じて数多くの精神的，肉体的，そして社会

的な不安や問題があります．患者さんやご家族の依頼に応じて，がん相談室などの部署のスタッフや専門の看護師などによる，いろいろなサポートが行われていきます．患者さんたちの不安の内容がはっきりしている場合には解決にいたりますが，患者さんが何をどう聞いていいかわからないような場合には平行線をたどる場合もありえます．場合によっては患者さん自身が自分を見つめ直し，そして自らの状況を認め，乗り越えて解決しないといけないような問題もあり，そのすべてを専門職側だけで対応していくことは困難であることは間違いありません．

　自分自身も含めて医療者側は，インフォームドコンセントや各種のサポートにより「こちらがやることはやっているので患者さんやご家族はしっかりわかっている」と思い込んでいる一方で，患者さん側は「自分たちの気持ちをわかってもらえない」などと思っている場合もあるのではないでしょうか．ボタンの掛け違いからコミュニケーションがうまくとれなくなり，両者の間に隙間を作ってしまう場合があります．そのことが"訳のわからないドクターショッピング"や"高額な食品"などにつながっている可能性もあります．がんの治療は医療者側と患者さんとの信頼関係と協働のもとで行わないと意味がありません．そのためには，このような隙間を埋めることが重要だと思っています．その隙間を埋めるひとつのツールが「がん哲学外来」だと思っています．

　哲学という言葉にはいろいろなイメージがありますが，そのなかのひとつとして「哲学とは，自分たちが今までやっていたことに突然違和感を感じたり，うまくいかなかったとき，これまでやっていたことを反省し，整理して，自分がやっていたことを自分で納得し，他人に説明するためにあるもの」という考え方もあります．「がん哲学外来」とは，自分たちが解決して乗り越えようとしている患者さんを暖かく見守り，触れるか触れないかぐらいの感じで軽く手を差しのべてあげる場所ではないのでしょうか．　　　　　　**（西村元一）**

● b. がんの痛みを取り除く－がん緩和治療内科医の視点から－
1) がん治療の四本柱

　私自身が以前から実践し，医療関係者と国民に発信し続けていることは，がん治療の柱には「外科治療」，「放射線治療」，「抗がん剤治療」だけではなく，もう一つ，「緩和治療」があるということです。

　すなわち，がん治療の柱は四本あるのです。

　この四本の柱の中でも，緩和治療は転移と診断された時点から，がん病変を縮小させる抗腫瘍治療を行っている期間，さらに，すべての抗腫瘍治療が効かなくなった以降も，がんに伴う苦痛から解放された状態でがんと共存し，可能な限り長く「癒し」のある日常生活を過ごす期間，そして穏やかで「尊厳」のある旅立ちの瞬間まで，最も長期間，切れ目なく継続して関わるがん治療の柱と言えましょう。

　これは机上の空論ではなく，腫瘍内科医，がん緩和治療内科医として転移性固形がんや血液腫瘍に罹患した患者さんの主治医として抗がん剤治療と緩和治療を24時間365日，最前線で行い，30年間で5000名の患者さんを看取ってきた中で確信したことです[1]。

2) 緩和治療の意義

　質の高い転移性固形がん治療を達成するためには，抗がん剤治療を軸としたがんを縮小させる治療（抗腫瘍治療）とがんに伴う苦痛に対する治療（緩和治療）を同時並行で施行することが求められます（図1）。

　臨床の現場では，この両者のウエイト（関わりの強さ・期間）は患者さんの

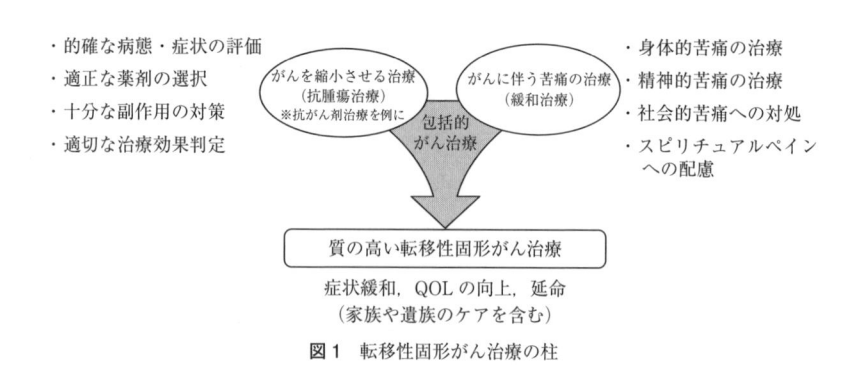

・的確な病態・症状の評価
・適正な薬剤の選択
・十分な副作用の対策
・適切な治療効果判定

がんを縮小させる治療
（抗腫瘍治療）
※抗がん剤治療を例に

がんに伴う苦痛の治療
（緩和治療）

包括的がん治療

・身体的苦痛の治療
・精神的苦痛の治療
・社会的苦痛への対処
・スピリチュアルペインへの配慮

質の高い転移性固形がん治療
症状緩和，QOLの向上，延命
（家族や遺族のケアを含む）

図1　転移性固形がん治療の柱

病態や症状に応じて随時変わっていきます。

　すなわち，抗がん剤治療開始前に苦痛が高度の場合はまず緩和治療を先行する．抗がん剤治療が効いてがんが小さくなれば，痛みや息苦しさなどの苦痛は改善して緩和治療のウエイトは軽くなる．抗がん剤治療中に苦痛が増強した場合には緩和治療のウエイトが重くなり，時には抗がん剤治療を一時中断して緩和治療を徹底して施行する．さらに全ての抗がん剤が効かなくなった以降は緩和治療に全てのウエイトが託され，主たる治療になります。

　その一例として，図2に私が都立病院の緩和ケア病棟（palliative care unit：PCU）で治療した，抗がん剤抵抗性の進行非小細胞肺がん患者さんの治療経過を提示しました。

　がん専門病院から転院した時点では，肺病変の増悪による高度の呼吸困難感で横にもなれず，1日中ベッド上で座った状態を強いられていたため，すぐに呼吸困難感に対する緩和治療を開始しました。

　治療の主役はモルヒネです。モルヒネは痛みだけではなく，世界で唯一，呼吸困難感に有効な薬です。これに，ステロイド製剤，抗不安薬を併用，適量の酸素投与と病室やベッド周囲の環境を調整．数日で横になって寝ることや歩行が可能になりました。

　PCU入院中，世界に先駆けて肺がんに対する分子標的薬が認可され，重篤な副作用を含めて十分な説明をした上で，本剤の内服投与を開始しました。

　投与開始2週間後にはがんは縮小し呼吸困難感はさらに改善したため，症状

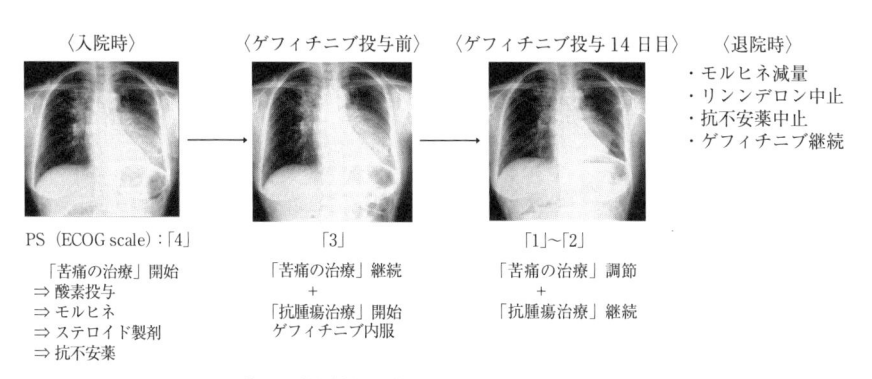

〈入院時〉　　〈ゲフィチニブ投与前〉　〈ゲフィチニブ投与14日目〉　〈退院時〉

・モルヒネ減量
・リンデロン中止
・抗不安薬中止
・ゲフィチニブ継続

PS（ECOG scale）：「4」　　　「3」　　　「1」〜「2」
「苦痛の治療」開始　　「苦痛の治療」継続　　「苦痛の治療」調節
⇒ 酸素投与　　　　　　＋　　　　　　　　　　＋
⇒ モルヒネ　　　　「抗腫瘍治療」開始　　「抗腫瘍治療」継続
⇒ ステロイド製剤　　ゲフィチニブ内服
⇒ 抗不安薬

図2　抗がん剤抵抗性の進行非小細胞肺がん患者の治療経過

緩和治療薬は順次減量・中止し，その後は外来通院で抗腫瘍治療と緩和治療を継続することが可能となりました．退院3か月後，がんの再増悪でPCUへ再入院となりましたが，最後まで心身共に穏やかに旅立たれました．

がんを縮小させるさまざまな抗がん剤が開発されていますが，日本だけではなく世界各国で軽視され十分に実践されていないのが，世界保健機関（WHO）や我が国の「がん対策基本法」（2006年成立）などの提言にある，早期からの苦痛の緩和です[2]．

このような現状の下に，2010年，世界のがん治療医に衝撃を与えた研究結果が，米国の名門病院であるマサチューセッツ総合病院（通称MGH）から報告されました[3]．

この臨床研究の目的は，切除不能進行非小細胞肺がん患者さんを，「抗がん剤治療単独群」と「抗がん剤治療と緩和治療併用群」の2群に振り分け，早期から緩和治療を開始することが真に有用か否かを検証することでした．

研究結果を図3にまとめましたが，「抗がん剤治療と緩和治療併用群」は「抗がん剤治療単独群」に比べ，高い生活の質（quality of life：QOL）を維持し，不安や抑うつの程度も軽いだけではなく，驚くべきことに研究を行ったMGHのメンバーも予期していなかった3か月の延命効果が得られたのです．

3か月という期間は，新規抗がん剤認可に十分であり，緩和治療はこれらの薬と同等のパワーを持っていると言えましょう．

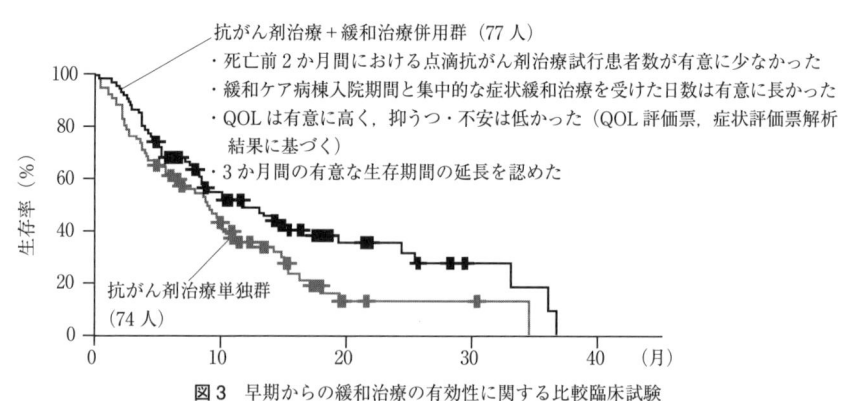

図3 早期からの緩和治療の有効性に関する比較臨床試験
進行非小細胞肺がんを対象としたマサチューセッツ総合病院における研究結果．

抗がん剤治療＋緩和治療併用群（77人）
・死亡前2か月間における点滴抗がん剤治療試行患者数が有意に少なかった
・緩和ケア病棟入院期間と集中的な症状緩和治療を受けた日数は有意に長かった
・QOLは有意に高く，抑うつ・不安は低かった（QOL評価票，症状評価票解析結果に基づく）
・3か月間の有意な生存期間の延長を認めた

抗がん剤治療単独群（74人）

この研究結果は，同じ抗がん剤治療を行う場合に，緩和治療を早期から開始している施設と施行していない施設では，QOLと症状だけではなく，生存期間に差が出ること，新薬の治験でも緩和治療をしっかり施行できる施設を絞って行わないと治験の結果にバイアスが出ることなどを示唆しています。

3）緩和治療における課題

　次に，緩和治療領域に関する世界の３つの重点課題を示します。

　① がん疼痛：　WHO方式がん疼痛治療法を軸に，放射線治療，神経ブロック・脊髄鎮痛法，インターベンショナルラジオロジー（IVR）などを併用した集学的治療。

　② がん関連うつ（状態）：　支持的精神療法（カウンセリング），薬物療法。

　③ がん悪液質：　紀元前４世紀にヒポクラテスが提唱して以来，緩和領域を含めた腫瘍学全体にわたる最大の課題。

　この中で特に私が力を入れているのは，患者さんの心と体の衰弱・消耗とがんの増大・転移を促進する「がん悪液質」の病態解析と治療法（薬物療法，栄養療法，理学療法/精神療法）の開発です。がん細胞・組織から分泌されるインターロイキン６など，「がん悪液質」の誘因物質を制御して「高いQOLを維持しつつがんと共存する」ことを可能にする薬を１日も早く日常診療で使用できるようにと頑張っています。

　患者さんだけでなく，患者さんを支えているご家族にも寄り添い，傾聴し，「偉大なるお節介」をするために，がん哲学外来コーディネーターの方々には，「冷静：さりげなく適切な医学的アドバイスを提供できる日々の研鑽」と「情熱：患者さんとご家族を癒し，焦らず前向きに歩んでいく気力を湧かせるたおやかなスピリット」を期待しています。　　　　　　　　　　　（向山雄人）

文　　献

1) 向山雄人：痛みゼロのがん治療，文春新書，文藝春秋社，2002.
2) World Health Organization：National cancer control programmes：Policies and managerial guidelines, 2nd ed., Geneva：World Health Organization, 2002.
3) Temel, J.S., Greer, J.A., Muzikansky, A. *et al.*：Early palliative care for patients with metastatic non-small-cell lung cancer. *N. Engl. J. Med.*, **363**：733-742, 2010.

● c. スピリチュアルケア軽減のために
1) 医療の隙間：スピリチュアルペイン
　がんに伴う苦しみは，一般に身体的苦痛，精神的苦痛，社会的苦痛，スピリチュアルペインの4つに分けられます。身体的苦痛や精神的苦痛（病的な精神症状）に対しては，オピオイドや向精神薬などの薬物療法や医学的処置が行われます。社会的苦痛（金銭や介護の問題など）に対しては，各施設でがん支援相談室が開設され，さまざまな情報提供がなされるようになりました。
　スピリチュアルペインとは，がんに罹患することで患者が自分自身の死を身近に感じ，自己の存在と意味が消滅していくことから生じる，無意味，無価値，孤独と表現する苦痛です[1]。人はがんに罹患し，自己の将来，自律，他者との関係を喪失することで，「先がないのだから何をしても意味がない」，「自分で自分のことができない私は生きている価値がない」，「自分一人だけが違う世界にいるようだ」と嘆きます。時代が進み，科学技術がどれだけ進歩しても，人間のこのような悩みは消えません。
　しかし，多くの医師は，スピリチュアルペインに関する教育を受けたこともなく，どのように対応すればよいのか全くわからないのが現状です。患者の家族にとっても，がんを患った配偶者あるいは両親や兄弟姉妹のスピリチュアルペインにどのように対応すればよいかわからず，右往左往してしまいます。
　このように，患者本人も家族も医療者もスピリチュアルペインにどのように対応すればよいかわからず，がん医療の現場には大きな隙間（空白）が生じています。この隙間は医学では埋めることができません。どうすればよいのでしょうか。

2) 医療の隙間を埋める「がん哲学外来」
　スピリチュアルペインは主観的な苦痛であり，医学的処置や薬物療法を用いて解決できるわけではありません。その軽減のためには，患者自身が生と死，自己の存在と意味（個人の生と死を超えた将来や自律や他者）に関して，自分自身の言葉で考えて，自分で納得するしかありません。
　しかし，これらの問題を，身体的にも精神的にも苦しい状況にある患者が一人だけで考えることは実際には困難です。がん医療に関わる医療者は，患者さんと向き合い，患者が自分の生と死，存在と意味について考えることを支援す

ることが求められます。

人間と人間が向き合い，生と死あるいは存在と意味など人間の軸となる精神的な問題を対話することは臨床での哲学です[2]。がん患者のスピリチュアルペインを軽減する目的で，医療者と患者が向き合うことは臨床がん哲学であり，それを実践する場が「がん哲学外来」です。

それでは，人間はどのように考えることができるのでしょうか。

3) 人間の精神：論理的精神と繊細なる精神

「人間は考える葦(あし)である」の言葉を残したフランスの数学者，物理学者で哲学者であるブレーズ・パスカル（1623-1662）は，人間は論理的（科学的）精神と繊細なる精神の2つを持つと述べています[3]。

人間は論理的に考えることで，対象を客観的に分析し，科学的根拠を積み上げ，医学や薬学などのさまざまな学問を発達させてきました。論理的な精神は，合理的，効率的で実務的な視点を与えます。

一方で，繊細なる精神とは，複雑な事象を論証に頼らず，直感的，全体的に把握する柔軟性に富む認識力です。美や喜びあるいは悲しみや憐れみを感じ，欲望にとらわれず自己の使命を考えることができ，時空を超える鳥瞰的な視点を与えます。

人間がよく活動するためには，この2つの精神が良好なバランスを保ち循環することが必要です。繊細なる精神（鳥瞰的視点）により自身のスタイルや死生観を持ち，論理的な精神（実務的視点）により現実の世界で活動できます。

しかし，科学技術が発達した現代で毎日の生活に追われていると，人間は合理的で効率的なことのみが優れていると考えてしまい，論理的な精神が肥大していきます。繊細なる精神による個人のスタイルや死生観などは，とるに足らない価値がないものとして，自分でこころの片隅に追いやってしまいます。繊細なる精神は，文字通り繊細で弱く，自分自身で忘れてしまうのです。

身体が元気な時には，繊細なる精神をなくしていても日常生活を過ごせます。しかし，がんに罹患し身体の衰えを実感する時には，繊細なる精神をなくし論理的な精神が肥大したバランスの悪い精神状態では，自分自身を非効率で不合理なものと考えてしまい，スピリチュアルペインに押しつぶされてしまいます。スピリチュアルペインを軽減するためには，自身の繊細なる精神を働か

せ，苦境にあっても自身のスタイルや死生観を再構築し，そのうえで活動するしかありません．

4）がん哲学外来コーディネーターの役割：患者の精神のバランスを保つ

　がん哲学外来コーディネーター（以下，コーディネーター）は，患者のこころの片隅に追いやられている繊細なる精神に目を向け，患者自身のスタイルや死生観を思い起こさせるよう支援することが求められます．コーディネーターが，がん哲学外来で患者の話を聴くこと，問いかけること，言葉を投げかけることは，患者の繊細なる精神を呼び起こすための行為です．

　これらの行為を実践するためには，コーディネーター自身が自分の繊細なる精神を意識し，自己の生と死，存在と意味について考える時間を持ち，これらを言葉にして述べられるよう準備しておくことが必要です．柳田邦男氏が話すように，コーディネーターは，人間のさまざまな苦難，挫折，愛と憎しみ，生と死などについて語っている小説，寓話や神話，あるいは映画，芸術や詩などに接し，苦境を生きてきた人間の物語に関心をもつことが重要です[4]．

　がん哲学外来で初めて出会った人間同士が向き合い，物怖じせず，卑屈にも尊大にもならず，人間の精神の軸となる個人のスタイルや死生観について対話することは，コーディネーターにとっても相当に体力と気力を要することです．スピリチュアルペインに圧倒されている患者では，繊細なる精神を意識するまでに時間を要することもあり，コーディネーターは粘り強く待つことも求められます．コーディネーターの役割は，まさしく「偉大なるお節介」であると感じています．

　がん患者のスピリチュアルペインへの対応は，医療現場の大きな隙間（空白）になっています．人間は，がんという不条理な苦境に立たされても，残された時間の中で自分の存在の意味を考え，可能な限り自分らしく活動しようと苦悩します．がん哲学外来コーディネーターは，患者の論理的な精神と繊細なる精神のバランスを保ち，循環させ，活動できるよう支援することが必要です．

（山田圭輔）

文　献

1) 村田久行：終末期がん患者のスピリチュアルペインとそのケア：アセスメントとケアのための概念的枠組みの構築．緩和医療学 5：157-165，2003．

ることが求められます。

人間と人間が向き合い，生と死あるいは存在と意味など人間の軸となる精神的な問題を対話することは臨床での哲学です[2]。がん患者のスピリチュアルペインを軽減する目的で，医療者と患者が向き合うことは臨床がん哲学であり，それを実践する場が「がん哲学外来」です。

それでは，人間はどのように考えることができるのでしょうか。

3) 人間の精神：論理的精神と繊細なる精神

「人間は考える葦(あし)である」の言葉を残したフランスの数学者，物理学者で哲学者であるブレーズ・パスカル（1623-1662）は，人間は論理的（科学的）精神と繊細なる精神の2つを持つと述べています[3]。

人間は論理的に考えることで，対象を客観的に分析し，科学的根拠を積み上げ，医学や薬学などのさまざまな学問を発達させてきました。論理的な精神は，合理的，効率的で実務的な視点を与えます。

一方で，繊細なる精神とは，複雑な事象を論証に頼らず，直感的，全体的に把握する柔軟性に富む認識力です。美や喜びあるいは悲しみや憐れみを感じ，欲望にとらわれず自己の使命を考えることができ，時空を超える鳥瞰的な視点を与えます。

人間がよく活動するためには，この2つの精神が良好なバランスを保ち循環することが必要です。繊細なる精神（鳥瞰的視点）により自身のスタイルや死生観を持ち，論理的な精神（実務的視点）により現実の世界で活動できます。

しかし，科学技術が発達した現代で毎日の生活に追われていると，人間は合理的で効率的なことのみが優れていると考えてしまい，論理的な精神が肥大していきます。繊細なる精神による個人のスタイルや死生観などは，とるに足らない価値がないものとして，自分でこころの片隅に追いやってしまいます。繊細なる精神は，文字通り繊細で弱く，自分自身で忘れてしまうのです。

身体が元気な時には，繊細なる精神をなくしていても日常生活を過ごせます。しかし，がんに罹患し身体の衰えを実感する時には，繊細なる精神をなくし論理的な精神が肥大したバランスの悪い精神状態では，自分自身を非効率で不合理なものと考えてしまい，スピリチュアルペインに押しつぶされてしまいます。スピリチュアルペインを軽減するためには，自身の繊細なる精神を働か

せ，苦境にあっても自身のスタイルや死生観を再構築し，そのうえで活動するしかありません。

4）がん哲学外来コーディネーターの役割：患者の精神のバランスを保つ

がん哲学外来コーディネーター（以下，コーディネーター）は，患者のこころの片隅に追いやられている繊細なる精神に目を向け，患者自身のスタイルや死生観を思い起こさせるよう支援することが求められます。コーディネーターが，がん哲学外来で患者の話を聴くこと，問いかけること，言葉を投げかけることは，患者の繊細なる精神を呼び起こすための行為です。

これらの行為を実践するためには，コーディネーター自身が自分の繊細なる精神を意識し，自己の生と死，存在と意味について考える時間を持ち，これらを言葉にして述べられるよう準備しておくことが必要です。柳田邦男氏が話すように，コーディネーターは，人間のさまざまな苦難，挫折，愛と憎しみ，生と死などについて語っている小説，寓話や神話，あるいは映画，芸術や詩などに接し，苦境を生きてきた人間の物語に関心をもつことが重要です[4]。

がん哲学外来で初めて出会った人間同士が向き合い，物怖じせず，卑屈にも尊大にもならず，人間の精神の軸となる個人のスタイルや死生観について対話することは，コーディネーターにとっても相当に体力と気力を要することです。スピリチュアルペインに圧倒されている患者では，繊細なる精神を意識するまでに時間を要することもあり，コーディネーターは粘り強く待つことも求められます。コーディネーターの役割は，まさしく「偉大なるお節介」であると感じています。

がん患者のスピリチュアルペインへの対応は，医療現場の大きな隙間（空白）になっています。人間は，がんという不条理な苦境に立たされても，残された時間の中で自分の存在の意味を考え，可能な限り自分らしく活動しようと苦悩します。がん哲学外来コーディネーターは，患者の論理的な精神と繊細なる精神のバランスを保ち，循環させ，活動できるよう支援することが必要です。

〈山田圭輔〉

文　献
1) 村田久行：終末期がん患者のスピリチュアルペインとそのケア：アセスメントとケアのための概念的枠組みの構築．緩和医療学 5：157-165，2003．

2) 河合隼雄，鷲田清一：臨床と言葉，朝日文庫，朝日新聞出版，2010.
3) 渡部昇一：人は老いて死に，肉体は亡びても，魂は存在するのか？ 海竜社，2011.
4) 柳田邦男：新・がん50人の勇気，文藝春秋社，2009.

● d．がんと共に生きる人を支えるために

　筆者が勤務する福井県済生会病院は，福井県におけるがん診療連携拠点病院として，がんの患者・家族に対する支援システムを様々な形で作り上げてきた．まずは1998年の緩和ケア病棟開設に始まり，緩和ケアチーム活動，在宅ケアにも当初から取り組み，次いで緩和ケア外来も開設した．さらにがん相談支援室開設にあたっては緩和ケア認定看護師が相談員を務めている．こうして，専門病棟，一般病棟のチーム活動，外来，そして相談窓口といった多様な形態の支援システムを作ってきたものの，いずれも緩和ケアの観点から発展してきたもので，医療とケアの視点から行ってきた．

　しかし，がんの患者と家族が抱える問題，悩みは幅広く，医療や心の問題のみならず，日常の生活を含めた人生の問題にかかわるもので，最近は「がんサバイバーシップ」（2.3節c参照）という概念でとらえられている．がんサバイバーシップの定義はいろいろあるが，ここでは，「がんサバイバーシップとは，がんの状態にかかわらず，がんを経験したすべての人，およびその家族，友人など，支えるすべての人の生き方と考え方をいう．その本人がやりたいことを周りでサポートして，できる限り続けられるように共に歩むことをいう」との定義[1]が良いように思われる．こうしたがんと共に生きる人を支援するには，当然のように医療はもちろんのこと，もっと幅広い概念としてのケアでも不十分であり，すなわち，言い方を変えれば，支える側と支えられる側に分かれるのでなく，自立性を尊重した対等の関係が必要になる．

　そこで注目したのが，ピアサポートとがん哲学外来であった．医師と患者が対等の関係で話し合うがん哲学外来は，本来あるべき医療者の姿であるはずなのに誰もやらなかったことを初めて樋野先生が取り組まれたことに大きな意義を感じる．現在，当院では「浅井三姉妹記念 福井がん哲学外来」（1.3節 p.34参照）の名称で，年に数回開催の機会があり，その場に立ち会った者は大変感銘を受けるが，同時に誰もが樋野先生のようにはいかない難しさも感じる，つまり，教養や人格の要素が大変重要となる．一方，ピアサポートは，ピア

(peer)＝「仲間」，すなわち，自らもがんを経験した人が，自分の体験や知識を生かして患者をサポートする活動である．「プライバシーを守る」ことと，「意見を押し付けない」ことの最低のルールだけ守られれば，当事者だからこそわかり合えるほっとした雰囲気で自由に話をすることができる．この利点を生かしたシステムとして最近評判が良いのが，島根県のがん対策で始められたがんサロンである．

当院でもこのがんサロンにならうと共に，さらに，常に複数の医療と生活に関係したスタッフも参加し，コーヒーを飲みながら気楽に話せる場所として「メディカルカフェ」を2011年に開設した．患者同士が支え合うことの良い面としては，

① 悩んでいるのは，自分一人ではないことに気づき，気持ちが楽になる
② ほかの患者さんの経験談を聞くことで，悩みを解決するヒントを得たり，問題との付き合い方を学んだりできる
③ 実際の患者体験に基づいた解決方法を伝え合える
④ がんの体験を人に話すことにより，自分の気持ちが整理できる
⑤ 自分の体験がほかの患者さんや家族を支援する力になることを知り，失った自信を取り戻せる

などが指摘されている[2]が，そこに医療スタッフが参加することの良い面として，

① 診察室と違い，気軽に対等に話ができる
② 多職種スタッフが参加することで，医療から生活のことまで正確な情報が得られる
③ 医療スタッフがファシリテーターとなり，参加者からよい意見を引き出せる（互いに傷つけ合うことを防ぐ）
④ 患者教室，グループ療法など構造化されたプログラムを受けることができる

などを挙げることができる．

その詳細は「福井県済生会病院メディカルカフェ」の項（1.3節 p.46）に譲るが，参加者は治療中の患者・家族がほとんどであるため，最初のうちは医療面の話題が主体となり，医療者との話し合いをまず求めて来られている．しか

し，そこでとどまってはがん相談の役割しか果たせないのであって，そうした問題を同じテーブルの他の参加者と共有し，さらに医療の問題から，「どう生きるか」という根源の問題に発展させた話し合いが，病気についての受容を進め，視野を広げ，自己の価値や人生の再発見につながることを期待している。したがって，スタッフにはファシリテーターとしての技量が重要な課題となっている。患者によっては，プライバシーに関わる問題を一般の他者と話すことを好まれない方もいるし，もっと多くの仲間との話し合いを求めて，がん哲学外来に参加した後にメディカルカフェに参加される方も多い。

「がん哲学外来」と「メディカルカフェ」の両者の特徴を生かし，スタッフの学びを深めて，患者・家族の満足度を高めていきたいと考えている。

（谷　一彦）

文　　献
1) 山内英子監修：サバイバーシップの意味するものとその歴史．乳がん診療聖路加スタイル―最高のチーム医療をめざして，p.39，中外医学社，2012．
2) デイヴィッド・スピーゲル，キャサリン・クラッセン：グループによるサポートの目的と効果．がん患者と家族のためのサポートグループ，pp.32-63，医学書院，2003．

● e. 保健や福祉の「隙間」を埋める－墨田区での取り組みを例に－
1) がん患者サポート研究会

墨田区職員（事務職，保健師），地域の看護職や病院医療ソーシャルワーカー（medical social worker：MSW）の有志で「がん患者サポート研究会」を発足したのは2011年5月である．墨田区に新しい電波塔・東京スカイツリー®の誘致が決まり，その建設が始まったのが2008年夏．そこで，スカイツリーを使って病気や障害を持つ人を元気にするためのライトアップをしたいというアイディアから，その実現に向け，話し合いが始まった．

この話のきっかけは，メンバーの肺がんの体験からだった．彼女は数年前にがん検診で肺がんを指摘され，その後手術を受け，比較的早期に職場復帰している．しかし，痛み，不眠，悪夢に悩まされ，周囲の理解は得られながらも辛い思いをしてきた．当時，さまざまな情報を調べ，ある患者サポートグループに駆け込み，ようやく救われたそうである．

この体験を聴き，がん患者には身体的な痛みだけでなく，精神的・社会的痛

みがあるのだということを改めて認識することができた。また同時に，地域で生活するがん患者をサポートする仕組みがほとんどないということも知るに至った。

　話し合いを重ねる中で，スカイツリーのライトアップという目標とともに，がん患者サポートが私たちの活動のテーマとなり，墨田区の職員および関係者の自主研究グループを新たに立ち上げ，地域におけるがん患者サポートの仕組みづくりを模索することになったのである。

2）早期発見・早期治療と看取りの隙間

　自治体のがん対策において，がん患者支援はあまりポピュラーではない。がん対策の中心は早期発見・早期治療であり，がん検診受診率向上と医療体制の充実が主な柱となっている。また，在宅緩和ケア（終末期ケア）も重要な取り組みのひとつとし，各自治体はその推進に取り組んでいる。

　人は，がんと診断されたそのときから「がん患者」となる。状況によって経過は異なるが，働く世代のがん患者のほとんどは，治療をしながら，死と向き合いながら，社会生活を送ることになる。それらの多くは身体的痛みを伴い，病気の特性から不安や恐怖，焦燥感や喪失感など心理的な痛みも計り知れない。また，働き方にも影響し，治療に伴う経済的負担や収入の減少など，経済的な痛みも伴う。家族との関係にも影響し，結婚・出産など人生設計そのものを見直さなければならない場合もある。人としての尊厳にもかかってくる。

　がんが怖い病気であること，しかし早期発見により治る確率が高い病気であることは一般的に知られてきたが，がんという病気が個々にもたらす影響については，あまり知られていない。

　他方，終末期ケアに関しては，「自分らしく最期を迎えたい」というニーズと，「入院医療費削減」という国の事情もあいまって，在宅緩和ケアの推進が求められている。緩和ケアとは，終末期に限らず治療の初期段階から用いられるものであるが，がん対策では「緩和ケア＝ホスピスケア」の意味合いが強く，そこに特化した内容になっていることは否めない。

　これまで，このようながん対策について違和感を覚えることはなかったが，がん患者を取り巻く現状を知ってみると，がんの早期発見・治療と，看取りとの間には隙間が存在していることを強く感じる。

3）患者支援の仕組みづくり

 がん患者サポート研究会では，このような現状と，現行のがん患者サポートについて情報収集をしながら，墨田区ではどのような支援の形が適するのかを検討している．勉強会を開催し，2011 年度はがん患者のピアサポートグループを運営する NPO 法人の話や，がん患者の就労支援に取り組む企業の話などをうかがった．

 総合的ながん患者支援には，事業規模も大きく，行政の力が必要だが，患者や家族に寄り添う取り組みは，行政のみでは限界があり，柔軟性と汎用性を考慮すると，「民」の果たす役割が大きいと考えられた．

 検討の中で，まずは患者会という形で実行していこうという話で一致したが，立ち上げるにしても，ファシリテーターをどうするのか，患者だけにするのか，家族も含めるのか，運営費用をどうやって調達するのかなど課題も多く，なかなか踏み出せずにいた．

 一歩進んでは立ち止まるを繰り返すなか，がん哲学外来のことが話題にのぼった．研究会メンバーの一人が，この「がん哲学外来」なる，意味はよくわからないが何となく惹かれてしまうネーミングに注目し，2011 年 10 月に開催した保健所主催の区民向け講演会の講師として樋野先生をお招きした．

 この講演を通して，がん哲学外来は，がん患者と医療の隙間を埋める取り組みであることがわかり，私たちの「隙間を埋めたい」という気持ちと重なった．また「がんを哲学的に捉えること」で新たな意味を見出すという，わかるようでわからないような考え方，形にとらわれないファジーな部分などが，墨田区の下町気質にあっているかもしれないということになり，2012 年度初回の勉強会に，再度先生をお招きしたのである．

4）「がん哲学外来カフェ in すみだ」の開催

 この勉強会には研究会メンバーのほか，これから力になってくれそうな関係者にも声をかけ，24 名が出席した．いつになく活発に意見交換がなされ，相談ではなく対話を重視する取り組みと，「偉大なるお節介」の話には皆が共感していた．

 私たち医療や福祉の専門職は「患者さんに寄り添う」ことを意識するよう教育されているが，どうしても相談する側・される側，支援する側・される側と

いう「上から下」の関係が身についてしまっている。患者と同じ立ち位置で話をしているつもりでも，頭のどこかには何かを「提供しなければ」という意識があり，「会話」をしながら対応策を模索している。もちろん，そのような姿勢で臨まなければならない場面が多いが，先生の言う「対話」ができていたのかと考えさせられてしまうひと時だった。

　勉強会の最後に，先生から「これからどうするの？　話し合いや勉強会ばっかりやっていても，何も始まらないよ」と，痛いところをつかれてしまった。がん哲学外来カフェを墨田区で開催するなら協力していただけるということになり，あとはトントン拍子にカフェの開催日まで決まってしまったのである。

　そして 2012 年 8 月 25 日，墨田区役所の会議室で第 1 回目の「がん哲学外来カフェ in すみだ」が開催された。関係者が大半だったが，数名の患者さんを含めた 20 名と，個別相談にも 3 組が訪れ，たどたどしくも賑やかなスタートとなった。

5）カフェの運営と今後の展望

　墨田区でのがん哲学外来カフェは，2 か月に 1 回の開催としている。研究会の活動としては，カフェの運営とともに，多様性のある「すみだらしい患者支援の取り組み」について，さらなる検討を重ねている。現在は墨田区の自主研究会から，区との協働で幅広いがん患者支援に取り組むために，NPO 法人を立ち上げ，活動中である。次のステップに進むためにも，患者支援の重要な要素となる「がん哲学外来カフェ in すみだ」は大事に育てていきたい。

　カフェに参加するがん患者は，少しずつではあるが増えてきている。カフェを楽しみにしているスタッフや関係者もいる。「がん哲学外来 in すみだ」は，無頓着をよしとしながら，患者も関係者もざっくばらんに思いを語る場として形作られてきている。がん哲学外来は医療の「隙間」を埋めるものであると同時に，保健や福祉の「隙間」も埋めるものであると感じる。

　まだまだがん哲学外来のモットーとする「暇げな風貌」にも「偉大なるお節介」にも行き着く道のりは長いが，誰もが同じ立ち位置で語り合う「対話」を大切にすることを胸に，一歩ずつ歩んでいきたいと思う。

〈松本　静・椎名美恵子〉

● f. 地域住民の心に寄り添う空間づくりを
1)「勝海舟記念 下町（浅草）がん哲学外来」の礎

　2008年2月，湯島ガーデンパレスにおいて「お茶の水メディカルタウン研究会」が開催されました．その当時はまだ，「がん哲学外来」という発想は世の中に芽生えていませんでしたが，浅草がん哲学外来の原点がここにありました．

　お茶の水という，大学病院と地域中核病院が密集する地域において，その病院に勤務する看護師，地域の訪問看護師，地域の保険薬局薬剤師が結集したことは，かなり前衛的かつ画期的なことでした．退院支援看護師の制度が普及しつつあり，訪問看護ステーションが地域に確立しつつあり，地域医療連携が叫ばれるようになった時代の出来事です．

　キーワードの変遷は，世の中の動きを反映しますが，この数年の流れには目を見張るものがありました．「がん治療」に関しても，がん対策基本法の制定や具体的な施策への具現化など，大きな変化がありました．気合いをもって夢を語る同志との出会いがあり，その背景の中，私たち，浅草のお茶の水メディカルタウン研究会 OG（訪問看護師，ケアマネージャー，薬剤師など）が再び結集することになったのが「浅草がん哲学外来」，冠名称が「勝海舟記念」です．

2) 目に見えぬところに広がる魂の結集―日々の仕事が「がん哲学外来」―

　「がん哲学外来」には本来，がんと共に生きる方（がん治療をこれから行う方，今現在治療を続けておられる方，治療を終了されたのち生き方を模索されている方），そしてその家族の方などと「お茶を飲みながら人生を考える時，考える空間，そして沈黙の中にわかり合う心」の共有という大事な使命があります．

　その一方で，私たちはこの「がん哲学外来」にもう一つ大きな役割と意義を見出しています．地域医療においては，がん治療（手術や化学療法など）を大きな病院で受けられ，退院して自宅に戻って，在宅療養もしくは通院治療を継続される患者さんに接することになります．在宅療養で療養支援にあたる，訪問看護師，在宅訪問服薬指導を行う薬剤師，ケアマネージャーなど，地域の介護・医療者もまた一人の人間としてさまざまなことを考えながら，模索しなが

ら地域で介護医療連携による療養支援を行っています。まさに「日々毎日ががん哲学外来」であり，メンバーはその気持ちをもって，それぞれが患者・家族の皆様に医療や介護を展開していると言えます。

3）日々，あらゆるところで「がん哲学」を展開する医療・介護専門職の心の砦

医療施設内の他職種連携とは違い，雇用の形態も雇用元も，職種も全く違う者同士が連携して一人の患者・家族を支援するわけですので，さまざまに葛藤が生じることもあります。一人一人の患者さんへの療養支援のプラン作りから実際の支援までの間に，考え方の違いが露出することもまま出てくるのが現状です。また，在宅療養に至っていない患者さんへの支援や情報提供の方法で，一人の医療者だけでは抱えきれない問題に遭遇することがありますが，それらの事例の積み重ねがその地域の心ある介護・医療を成長させることになります。

その醸成と成長の場が，「浅草がん哲学外来」に存在しています。毎回，それぞれのメンバーが「こんなことがあった」，「あんなことがあった」と話題を持ち寄り，数時間を共有します。お茶を飲みつつ，少しだけおなかを満たしつつ，そのひと月に1回の時間は，お互いの気持ちの相互理解を深める大切な時間となっています。

医療者や介護者は皆，同じベクトルをもって仕事にあたっているわけではありません。医療が発展した現在においては，薬物治療をはじめとする医療・看護の技術は格段に進歩し，エビデンスに基づく看護技術も浸透してきましたが，それを支える，人間としての方向付けのコンセンサスの場は意外に少なく，縦社会に挑むほど，それぞれの医療介護職同士の理解が深いわけではありません。

がんの患者さんには，「がん」という対応を迫られることに加え，生活や生き様や信念や家族を含めた課題が存在します。がんと共に生きる人と，お茶を飲みながら穏やかで密で静寂な「生」の時を共に過ごすことは，その場にいる介護医療者にも同じだけの価値をもたらします。そのための鍛錬を積む・共有する時間が，もう一つの「がん哲学外来」の意味合いではないかとも思えてきます。

4) 未来に向かって

「がん哲学外来」は，日本人があえて今まで口にしてこなかった自分の気持ちをゆっくりお互い寄り添うように共有する，わかり合えたものがその価値を見出すことで精神的に醸成できる……そのような哲学の具現化ではないかと考えます。

2012年9月には，コアメンバーが，長野県佐久市で開催された「がん哲学外来コーディネーター養成講座」および「がん哲学外来市民学会大会」に参加させていただきました。

そのときにうかがった，佐久地域の方々によるさまざまな工夫をこらした取り組みは，地域での取り組みの先行事例として，私たちに大きなインパクトを与えてくれています。病院施設で開設する「がん哲学外来」と違い，地域でこのような相談体制を定着させるには，大変な時間と労力が必要です。住民の心に寄り添うための「時間」と「実績」，「存在感」……今，私たちは，その空間づくりをていねいに行っています。

浅草の地域に芽生えて4年目の活動となり，地域住民にも少しずつ浸透してきました。2013年12月21日には第4回のシンポジウムを予定しています。浅草見番（けんばん）で開催されるシンポジウムには毎年100数十名の方が参加されます。

月に一度の「がん哲学外来カフェ」と年に一度のシンポジウム，そして，「がん哲学外来」と並行して同じメンバーが主催し，医療的な面からこれらの活動をサポートする「浅草かんわネット研究会」を軸として，今後も地域住民やほかの地域行政の方々も交えて大きな輪づくりをしていきたいと考えています。

（宮原富士子）

● g.「まちかど保健室」のような存在に－保険調剤薬局薬剤師として－

1) 薬剤師として何ができるか

私たちの勤務しているそうごう薬局天神中央店は，平日200〜250枚の処方箋を受け付けています。その中で，がんの患者さんが1日のうちに，20名ほど来局されます。

薬剤師の仕事は，患者さんに安心して，安全に薬を服用・使用していただく手助けをすることです。処方箋に書かれている薬を調剤し，飲み方の説明をす

るだけではなく，処方内容が正しいか，副作用が出ていないか，期待している効果が出ているか，併用されている薬やサプリメントとの飲み合わせに問題がないかなどを確認しています。さらに患者さんの「薬に対するふとした疑問，不安感，恐怖感」など，治療への意欲や気持ちの面もコミュニケーションをとりながら解決できるようにしています。

　当薬局では，薬剤師8名で応対していますが，同じ患者さんと続けて話す機会は決して多くはありません。これでは，患者さんも毎回違う薬剤師にあたるので，本音を話しにくいと感じているかもしれません。私たち薬剤師も，薬が適切に使用されていなかったり，問題点があったりした時，その背景にある患者さんの「本当の気持ち」を把握することができていないのではないか？　と考えるようになりました。

　その疑問を少しでも解消するために，2012年2月から，同じ患者さんを同じ薬剤師が担当するようにしました。「すべての患者さんに」ということは難しいため，現段階では，がん疾患の方，糖尿病の方に限定しています。疾患ごとにチームを作り，患者さん一人ひとりとコミュニケーションを十分にとり，継続して担当していこうという試みです。

　こうすることによって，患者さんからは「今までの治療や病気のことがわかってくれているので安心だわ」，「いつも会っているので相談しやすいです」，「家族にも言えないことがあったの。聞いてくれて楽になったよ。ありがとう」といった言葉をたくさんいただくようになりました。同じ薬剤師が担当することによる安心感・信頼感が生まれたように思います。

　しかし，回を重ねるにつれて，患者さんの身のまわりのこと，治療に対する気持ち・不安・恐れ・家族への想いなど，「本音」を聞くようになり，薬剤師として何ができるだろう？　どう答えたほうがいいのか？　といった「迷い」が出てきました。

2）「がん哲学外来コーディネーター養成講座」に参加して

　そんなときに，社内報に紹介された，「がん哲学外来」の記事が目にとまりました。患者さんのいろいろな不安・苦しみをどう「解決」していったらいいか？　そのヒントが隠されていると思い，「がん哲学外来コーディネーター養成講座」に参加しました。

養成講座には全国から多くの方が参加していました。職業は医師・歯科医師・看護師・薬剤師・新聞記者・がん患者さんやその家族など，さまざまです。各々の立場からのメッセージを聞く機会もたくさんありました。その中でも特に，がん患者さんが言われていた「何気ない言葉で傷つくことがある」という言葉が印象に残っています。言った本人は励ましのつもりでも，受け手にとっては傷つくことがあるのです。受け入れられない言葉を使う人に心を開いてくれることはないでしょう。さまざまな病気の方と話をする私たち医療従事者は，普段から受け手の状況や気持ちを十分に考えた上で会話をする必要があります。言葉を選ぶことの必要性，そして伝えることの難しさを考えさせられました。

　さらに，講座の中で，参加者同士で行うグループディスカッションがありました。そこでもがん患者さんをもつ家族の話を聞かせてもらいました。

　家族の方は「あの時こうしたら良かったのではないか？　あれをしなければどうなったのか？」といった小さな後悔がいつまでも残っており，考えても仕方ないとわかっていても考えずにはいられない，でも答えも出ないし，その悩みをどこで誰に伝えていいのかわからなかった……そんな時に「がん哲学外来」を知って参加されたそうです。参加するまでは半信半疑だったそうですが，「話を聞いてもらい，自分の思いを肯定してもらったことが救いになった」という言葉が印象的でした。

3）心の痛みを解消できる場所作り

　養成講座に参加するまでの私たちは，薬局で患者さんから話を聞いているため，なんとなくわかっている気になっていました。しかし，実際に参加されている患者さん自身の本音・想い，さらに，家族の言葉を直接聞かせてもらうことで，自分の知っていることは氷山の一角にすぎないということを痛感しました。まだまだ吐き出すことができていない，たくさんの想いを抱いているのです。当初思っていた「解決」だなんて傲慢だと思いました。

　何か答えを出すわけでなく，聴くことが力になれる。それは職業・立場関係なく，誰にでもできることです。薬剤師としての知識・スキルをあげることで，その方の治療に貢献することはもちろんですが，樋野先生がおっしゃる「医療の隙間」，つまり「全人的な痛み」のケアが必要なのです。どこでも吐き

出せない，解消されることのない苦しみ・心の痛み，そういったものを解消できる場所が必要だと実感しました。

　自らが白衣を脱ぎ，薬剤師としてではなく一人の人間として，その方の苦しみの解消に少しでもお役にたてればと思います。たとえ「解決」にならなくても，ほんの少しでも「解消」できればそれでいいのです。

　そこで私たちは，「保険調剤薬局」が主体となって「解消できる場」を作ることにしました。治療の現場が，病院から在宅へとシフトしつつある今だからこそ，コンビニよりも数が多いといわれる調剤薬局が，「精神的な癒しの場」となれればと思うのです。何かあったらふらっと立ち寄る，「まちかど保健室」のような身近な存在です。医療機関として，一番敷居が低い，薬局だからこそできることがあるのではないかと感じています。

　2人に1人はがんに罹患するといわれるこの世の中，今後あちらこちらで「精神的な癒しの場」が増えてくると思いますが，その中から患者さん自身が気に入った場所を選ぶ，その選択肢のひとつになれればと思います。「あの薬局は話を聴いてくれるから安心する」，「また話を聞いてもらいたい」と言ってもらえるように，これからできることを模索していきたいと思います。

　現在，そんな「精神的な癒しの場」を作るためのヒントを得るべく，多くの本を読み，地域の患者会や勉強会に参加しながら試行錯誤しているところです。

　患者さんには一人ひとりストーリーがあります。がんだからと特別視することなく，ただ一人の人間として愛を持って接していきたいと思います。難しく考えずにすべて受け止め，一緒に泣いたり，笑ったりできる場所，共感することで元気になったり勇気が持てる場所，そんな場所を作っていきたいと思います。

〈下川友香理・秋山素子・原田剛光〉

2.2 患者・家族，市民の立場から

● a. 語り合うだけで安心と慰めになる－「がん」を体験して－

　私が「がん」であるといわれたのは，平成19年2月のことでした。

　それまではがんという病気は「ただ怖いもの」というだけの認識しかなく，まさか，自分の身に起きるとは思ってもみませんでした。

　定期診察での内科受診で，おなかのあたりを触診した主治医から，「あれ，おなかにしこりがあるな，今まで気がつかなかったかね」とたずねられたときには，「恥ずかしいことに気づきませんでした」と答えましたが，後で考えてみますと，おなかに触ったときに時折，しこりっぽいものを感じたことがありました。ただ，日によっては触れないときもありましたので，単に肥ったかなというぐらいにしか思っていなかったのです。

　大学病院での受診をすすめられ，紹介状を書いていただいて行きましたが，紹介された先生はあいにくその日は出張で不在。また後日というのも気になることなので，別の先生にお願いしてはどうかと，付き添ってくれた看護師と主人と3人で話し合い，ずいぶん待たされましたが，診察していただけることになりました。

　「産婦人科はなかなか行きにくいところではあるけれど，こうならないうちに受診していれば」，「自分の体なのになぜもっといたわってやらなかったのか」ということばかりが浮かんでは，頭の中を駆け巡っていました。具体的にどこかが痛いとか，体がしんどいといったことでもあれば，ほうっておかなかったのだろうけれど……。

　診察が終わり，3人で先生の説明を聞きました。はっきりとした口調で「卵巣腫瘍です。良性か悪性かはっきりしませんが，限りなく悪性に近いがんと思われますので，詳しく検査してみましょう」と先生。

　何も考えることができませんでした。体の力が抜けて，「どうなるのかな……」と漠然とした気持ちでした。主人が何か話しかけてきたのでしょうが，耳に入りませんでした。「自分がしっかりしなければ」，「周りに迷惑をかけないように」と，そんなことばかりが浮かんできて，病気に対する構えや思いなどは考えられませんでした。

いよいよ入院，手術ということになると，主人はビジネスホテルをとって，手術前から毎日，面会に来てくれました。ごく普通に接し，ただ語り合うだけでしたが，私には大きな安心と慰めになり，これから大きな手術に向かうのだという不安を少しでも忘れることができました。術後の痛みがつらくて悲しみにくじけそうなときにも，毎日，一日中，そばにいてくれました。主人の方が，疲れ，倒れてしまうのではないかと思うほどでした。

術後，受診に行くたびに先生から「順調そのものです。今の生活を送ってください」と言われると，鎖がほどけていくような嬉しさをおぼえます。病気に対する不安や，これから先どうなるのかということを，前向きに考えられるようになり，今こうして元気で過ごしていること，これには，主人をはじめ，周りの人たちの支えがあったからだと感謝しています。

(石田懐子)

● b. 家族の「隙間」を埋めたがん哲学外来
1) 患者の家族として

「お父さん，がん哲学外来っていうのがあるんだけど，良かったら行ってみない？」

私が「がん哲学外来」を知ったのは，福井県済生会病院が発行する広報誌のライターとしての取材活動を通じてだった。同院ではがん治療に重点をおいており，がん患者の心のケアにも積極的に取り組んでいる。「がん哲学外来」はその一環として開催された。取材時にはまだ定員に余裕があり，同院に通院・入院している患者でなくても受けられるという話を聞いて，がんの治療中だった父に，話をもちかけたのだ。

父のがんが発覚したのは，2010年4月のことだった。かかりつけのクリニックで直腸がんの疑いありと診断され，最寄りの基幹病院で改めて診察を受けた結果，肝臓に転移があるステージ4の直腸がんであると告げられたのである。治療は直腸の腫瘍を切除し，その後，抗がん剤で肝臓に転移したがんを小さくして切り取る，という方法で行われることとなった。直腸の手術まではスムーズだったが，その後の抗がん剤治療ではひどい副作用に悩まされ，がんを縮小するという効果は得られたものの，肝臓のがんを完全に切除することはできなかった。

がん哲学外来の開催を知ったのは，入退院を繰り返し，治療に終わりがあるのかないのか，父も家族も疲弊しかけていた2011年6月のことだった。病状がやや落ちつき，自宅に戻っていた父にがん哲学外来がどういうものか説明すると，父は「行きたい」と言った。私はその場で申し込みをし，父と母，私の3人で参加することとなった。

　当日，父と母は緊張した面持ちで済生会病院へと向かった。あらかじめ概略は説明してあったが，私自身どんな話になるのか想像できるようでできない部分もあった。父と母はなおさらであろう。そんな私たちを職員の皆さんは温かく迎えてくださった。順番が来て部屋に入ると，テーブルには植物が飾られており，やや張りつめた気持ちがほぐれる。

2) 本音を語りはじめた父

　先生の前に座り，声をかけられると，父は自分のがんが発覚してから現在にいたるまでの経過を一気に話しはじめた。異常を感じた時期。診断の内容。治療の結果。これまで自分が体験してきたことを堰を切ったように話したのだ。

　私はその姿を見て，「ああ，父は，誰かに話を聞いて欲しかったんだな」と思った。

　がんという病気は，もはや不治の病ではなく治すことが十分可能な病気となった。告知も当たり前になり，がんであることを隠す時代ではなくなっている。それでもがんについて口にするときには，どこか声を潜めるような空気がある。少なくとも私たち家族の中にはがんについて周囲の人にあまり話したくない，触れて欲しくない，という意識は存在していた。それは相手に気を遣わせたくない，過剰に心配されたくないという思いから生じたものであったが，逆に言えばそういう枷がなければ，誰かにがんの話をしたい，聞いて欲しいということだったのではないだろうか。

　先生は，そんな父の話を穏やかに聞いてくださった。話はいろいろな方向へと展開し，そのうち家族とのことにも及んだ。「抗がん剤治療の副作用が最も苦しかった。家族の支えがなければ，あんな辛い治療には堪えられなかった」という言葉を聞いて，私は少なからず動揺した。父は抗がん剤の副作用が皮膚に表れ，かゆみや痛みといった症状に悩まされた。倦怠感も激しく，外来で治療を受けて帰ってくると，だるそうに横になっていることも多かった。医師か

らも我慢強い人だと感心されるほど，辛い，苦しいということを口にしない人で，家族は何もできないことを歯がゆく思っていたが，先生の前では治療の辛さを口に出し，家族の存在の大きさを語った。

家族のことをそんな風に大事に思っていてくれたなんて。

がん哲学外来を受けなければ，聞けなかったであろう父の気持ちの一端だった。

逆に家族の存在や気遣いが時として重荷になっているということも知った。それは家族にとっては耳の痛い発言でもあった。一番近くで献身的に世話をしていた母はとりわけショックを受け，「よかれと思ってやってきたことなのに，どうして？」という不満を隠せずにいた。私はその様子を眺めながら，「よかれと思って……」というのは家族の思いであって，がん患者本人の思いではないのだと改めて気付かされた。

がんになると，本人はもちろんその家族も辛い思いをすることになる。私たち家族もともにがんが治ることを信じ，思いを共有してがんと闘っているつもりではあったが，その心中は必ずしも同じではなかった。相手のことを思う気持ちがあるからこそ，口に出せないこともあるし，言いたくても遠慮してしまうこともある。がん哲学外来は，専門家かつ第三者である先生が話を聞いてくれることにより，家族だけでは表に出にくいそれぞれの本音や飲み込んでいた言葉を引き出してくれた。と同時に，がんとどう向き合えばいいのか，がんを抱えてどう生きていけばいいのか，がん患者と家族はどう関わればいいのか，いろいろな問題について立ち止まって考える機会を与えてくださった。そういう意味でも，参加できた意義は非常に大きい。

3）気持ちを共有できる場の大切さ

あっという間に予定の時間が来て，がん哲学外来は終了した。病院を出た父は来たときの緊張した面持ちとは一転したすっきりとした表情となっていた。

済生会病院では，その年の8月からメディカルカフェがスタートすることとなっていた。がん患者がお茶を飲みながら交流できる場で，医療スタッフも常駐し，患者同士，患者と医療者が自由に話をすることができる。そのことを知ると父は「自分も行ってみたい，同じようながん患者の人と話をしてみたい」と興味を示した。がん哲学外来に参加し，自分の気持ちを話せる場を体験したことでかなり気持ちが楽になったのだろう。今度は同じような立場の人と話を

してみたいと思ったようだ.「話をしてみたい」とは,話したいことがある,ということでもあり,誰かに気持ちをわかって欲しい,誰かと気持ちを共有したいということでもある.このときにもがん患者にとって話すこと,話せる場があることの大切さを再認識した.

メディカルカフェの開催を待たずに父は亡くなった.がん哲学外来を受けてから3週間後のことである.容体が急変し,本人にも家族にも予想外の早すぎる展開だった.どのような思いで亡くなっていったかは,本人にしかわからない.だが,父が亡くなってしばらくした後,母が教えてくれた.父は生前,手帳にその日にあったことを簡単に書き留めており,がん哲学外来を受けた日は「がん哲学外来を受ける.話を聞いてもらえて,行ってよかった」と書いてあったそうだ.

早すぎる死に後悔はつきものだが,亡くなる前に父の気持ちを聞く機会を得られたことで,私自身は悔しさを少し軽減できたような気がしている.

がん哲学外来やメディカルカフェを行う病院は徐々に増えてきていると聞く.こうした取り組みががん患者,および家族はもちろん,広く世間に知られるようになり,がん患者が気軽に話ができる場が少しでも広がって欲しいと切に願っている.

〔杉田あゆみ〕

● c. Yさんからの手紙

ここに,2通の手紙があります.朝方,Hさんが小諸から車を運転して,持ってきてくださいました.静岡に住む30代の女性,YさんからHさんに届いた手紙です.Hさんは,「健康工房SAKU」という長野県の小諸・佐久在住の市民によるボランティア団体で,がん哲学研修会やメディカルカフェをはじめ,健康相談・カウンセリングなどの活動に携わっておられます.そのホームページに届いたYさんからのメールが,2人の交流の発端でした.

「乳ガンになり転移して,職場も追われ,もう生きている意味がない」というすべてを諦め拒絶しているような言葉が,Hさんの心を棘のように刺して,Hさんは何と答えたらいいのかわからず,しばらく返事ができなかったそうです.そのときのHさんは,アンパンマンが困りきって泣きだしそうな,そんな表情をしていました.

そして1週間後，恐る恐る出したメールの「今夜の小諸は，月がとても美しい。いつか信州にいらしてください」というひと言がきっとYさんの心を動かしたのでしょう。それ以来，少しずつ2人の間でメールでのやり取りが続き，Yさんはつらいこと，悲しいことを折々にHさんに書き送るようになります。資金のない中で，パンの工房をひらいて自分でも何かの役に立ちたいと，孤軍奮闘，健康に一番良いパンを作り始める。Yさんの作ったパンは美味しいと評判になりますが，資金繰りができず，工房をたたまなければならない不運にも遭遇します。

がんの患者になると生きにくいことがたくさん出てきます。それはうっかりすると病気になった人でないとわからない，些細なようで実はとんでもない奈落がたくさん待ち受けているのです。

例えば，あるときYさんは主治医を替えざるを得なくなりました。Yさんの通っていた病院では，乳がんの患者さんの待合室がはじめは1階にありました。ところが病院の統合という経営側の都合で，待合室が2階の産婦人科と一緒になってしまいました。片や生まれてくる赤ちゃんを待っている若いお母さん方です。診察までの長い時間を待っている間にどんなに苦しいつらい思いをするか，主治医に訴えたのですが……，ついに病院を替えるまでになりました。

そのように交流を深めていく中で，Hさんの頼みを受け，2012年9月のがん哲学外来コーディネーター養成講座にYさんはシンポジウムのパネリストとして静岡から佐久の地にやってきたのです。Yさんの言葉は超満員の受講者の心の奥深くまで届いていきました。泣いている人もいました。衝撃を受け，自分が解放されて生き方を変えることができたと感じた人もいました。でも，変わったのは，Yさんの話を聞いた人たちばかりではありませんでした。Yさん自身も，変わりました。

終了後にHさんのところに届いたYさんからの手紙を読み，そして私と同じ空気を呼吸している一番遠くの方まで，このことをお知らせしないわけにはいかない気持ちにかられ，ここにご紹介します。もちろんYさんも承諾してくださってのことです（個人名は匿名表記，［　］は引用者補足）。

連日の準備，そして，当日もずっとお忙しくされていて，お疲れになっているでしょう。少しゆっくりされて下さいね。私が佐久から帰った後に晴れになり，星が見えたのかな，あと一日いればよかったかな…，などと思っております。当初の予報ではお天気だったので，ちょっと星空を楽しみにしておりましたが…。私の子供の頃は，宿題で星座観測をした程，星が見えていましたが，今はあまり見えなくなってしまいました。山の上の方までどんどんと開発が進んでしまったからだと思います。

　先日，別の地域の［メディカル］カフェの方に声を掛けられました。私はその時，［Hさんに］最初にお伝えしたように「生きていたくない」とは言わずに，月並みの話をして帰りました。"コーディネーターの資質"なんて難しい事がグループ討議の話題でしたが，私は"人間の資質"の様に思えてなりませんでした。その方たちには「サヨウナラ」をしたらそれっきりでした。「［メディカル］カフェ［のとき］に出したいから」と前日にパンの注文をもらい，早く起きて作って配送カウンターに持ち込んで，代表者の方に急ぎながらも手紙を添えて。でも着いたかどうかも，旨かったか不味かったかも，お金すらなかなか振り込んでもらえず，不快な思いをしました。そんな方達に，私は何も話す事はできません。

　［養成講座出席のために］9月21日，私が佐久に着いた時，一度も会った事もない私の為に皆さんが出迎えに来て下さいました。"人の気持ち"というのはちょっとした所で伝わりますね。病人になって特に敏感になったかもしれません。なんだか涙が出ました。何で泣いたかって，自分でもわからないけれど，本当に温かい"人の気持ち"に触れる事は静岡に住んでいて無い事だったからです。帰りにも，受付に居た皆さんに『帰ります』と言いながら，又，泣いていました。"理解してくれる人がいる"ところで暮らせたらどんなに幸せなことか，と心から思いました。おそらく今，私が抱えている怒りや悲しみは，佐久で暮らしていたら感じずに済むのかもしれないと思ったからです。

　でも私は静岡で何とかして生きていきます。自分の様に若くしてがんになった人が，苦しみながら生きないで済む環境を残していくのが，私の仕事です。軽井沢のKさんのお宅のカフェに参加したいとHさんに連絡を

とったのが，初めてのメールでした。そのKさんがすでに他界していると知った時，自分にも時間がそんなにないのかな，なんて正直思ったりしました。

　長くなりました。秋ですから栗のバターケーキを焼きました。付箋のついている箱は砂糖を甘味料にしてあります。栗の渋皮煮に付いている砂糖と，ケーキの上面に振った（たぶん消えていると思います）砂糖だけですので，持病のあるご主人様が丸ごと食べても大丈夫と思います。色々ご配慮頂き，本当に幸せな時間を過ごせました。ありがとうございました。どうぞ皆様によろしくお伝え下さい。

軽井沢朗読館にはさまざまな方が訪れます。がんの患者さんも多い。自分から表明する方もいらっしゃいます。人は誰しも「自分の人生の主役でありたい」と思うものです。少なくとも時々主役になる場が欲しい。朗読はそんな要望にとても応えやすい表現形式です。文芸作品を朗読し観客に聞いてもらっているという緊張，高揚感。作品の世界は，病気を忘れ，時間を忘れさせます。

私は，Hさんご夫婦と出あい，その人柄の面白さに魅かれて「がん哲学外来」の活動に少しずつ参加していく中で，がんの患者さんやご家族，あるいは元気が出ないで落ち込んでいる人たちに聞いてもらおうと，11人の有名なあるいは無名な，患者さんもいればそうでない方もいる，心にしみる方たちの言葉を朗読CDにしました。「あなたには，明日，生きる意味がある」というタイトルです。これをHさんがYさんに送ってくださったのですが，次にご紹介するのは，その返事です。

　CDありがとうございました。"命はどこにあるのか？""命とは今，生きているこの時間のこと"。私はすごくこの事がわかるというか，納得出来るというか，そんな気がしました。それから"生きている限りは1ミリでも成長して生きたい"って。"何故，生きていたくもないのに生きていなければならないのか？"と思っている私に，非常に納得の出来た言葉でした。昨日，いつもツルんでいる製菓学校の先生と，山梨の明野村という所に，ひまわりを見に行って来ました。元気だった頃，バイク飛ばして見に行ってましたが，病気になってなかなか行く気力がなく，ずいぶん見

に行けませんでした．死ぬ前に見に行きたいなあと思っていた所です．先生の車で，師弟で珍道中でした．これが見納めかな？　と思いましたから，心に深く刻んでおきました．それではまた．

　私はこんな美しい手紙を読んだことがありません．感動に包まれています．それと同時に，Yさんがくぐってきた過酷なつらい思いが，とても他人ごととは思えないのです．そして「偉大なるお節介で，傍にいる」ことがどんなに大切なことか．医療者と患者がひとりの存在として対等であることがどんなに大事なことか，気づかせてくれたこの手紙に，こころから感謝します．

（青木裕子）

2.3　さまざまなサポートの形

● a. 患者に伴走する－退院支援から在宅ケア移行支援へ－
1)「やっぱりうちはええなぁ……」

　20数年前，急性期病院から，訪問看護，在宅ケアの現場で働き始めた私にとって，病気を治すことはできないと言われ，残された時間が少ないことも知って，自宅に戻ってくる患者さんの表情は，病院で見る患者さんの表情とは全く別のものでした．

　ある日，私の訪問看護ステーションに，訪問を依頼しに来たのは50代の胃がんの患者さんAさん自身でした．「外来で抗がん剤治療しているけど，辛くてね，もうやめようと思う．先生は何も言わないけど，効果があるとは思えないんだ，なるべく家で，過ごしたくてね．ただ家内一人なんでね，妻をサポートしてほしいんだよ」とAさんは，言葉一つ一つをかみしめるように話してくれました．まだ介護保険の始まる前の時代です．京都の街で開業医の先生からの依頼や，自宅で介護している家族から直接連絡を受けて自宅に「看護」を届ける訪問看護が動き始めた頃でした．

　「もちろん，奥さんのサポートもさせていただきます．Aさんが，少しでも安楽に暮らしつづけられるように，お家へお伺いしますよ」とご挨拶して，病院の主治医と病状の確認，治療終了としたいという意向も伝え，病院の医師と，新たにお願いした在宅医と一緒に自宅に伺い，「申し送り」の場面を設定

しました。
　不安げな奥さんと，にこにこした笑顔のAさん，二人の医師の丁寧な申し送りと「これからよろしくお願いします」と病院医師が在宅医に頭を下げて託す姿が，私にはとても暖かい場面に見えました。
　「これでうちにいられるな，うちがいいんだよ，頼んだよ，宇都宮さん」と彼の想いが私たちに託されました。
　Aさんは，それからゆっくり時間をいとおしむように春・夏を生き，秋の始まる頃，自宅で亡くなりました。
　「宇都宮さん，今，息を引き取りました，私の腕の中で，まだあったかいよ……」と奥さんから携帯に連絡を頂いたのは，金木犀の香りに包まれた秋の朝でした。

2）在宅から病院へ「退院調整看護師」として活動開始

　今，自分の体に何が起きているのか，そして，医療としてどんな方法があるのか。医療提供の方法が，自宅でも可能なら，なるべくこのまま家にいたい。
　訪問看護や在宅医による「在宅医療」を受けている患者さんは，「入院医療」か「在宅医療」かという選択をされます。そのために，看護師は医師と相談しながら，「今，何が起きているか，受ける医療による生活の変化」を伝え，患者さん・家族の選択を支援します。患者さんの「自分がどう生きるか，暮らしたいか」を決める強さや，家族や私たちケアする者への患者さんの優しさをたくさん教えていただきました。
　私は，患者さんが病院から自宅へ戻ることを決める場面，病院医療から在宅への移行期支援をするために，平成14年に大学病院へ戻り，「退院調整看護師」として活動を始めました。

3）病院は闘いの場，暮らしの場にはならないということ

　がん患者さんの「帰りたい」を実現するために，動き始めたのですが，医師と看護師，そして患者・家族が，同じ方向を向いていませんでした。
　急性期病院は，専門職が「点」で患者さんに関わり，今・今日を安全に医療提供することで精いっぱいで，「患者さんの声なき声に寄り添う」とか「患者さんの人生の再構築を支援する」ために，患者さんのことを「包括的に，時間軸でとらえて話し合う」場面がありませんでした。「退院支援カンファレンス」

として，入院早期から看護師チームでカンファレンスをしよう，入院目的・治療に目指せること，退院時の患者さんの状態像をイメージして，「生活の場に帰せる医療・看護」を提供しようと，いくつかの病棟看護師たちと取り組み始め，少しずつ医師・他の専門職も加わり，「患者さんのどう生きたいか」を軸にして，治療の選択が療養方法・療養場所の選択にもつながるようになっていきました。

4) 病気と向き合った時から伴走する専門家が必要

肺がんから脊椎転移になり，下肢麻痺を起こした患者さんから「こんなことになる予想があったのなら，もっと早く知っておきたかった。動けない状態になって，これからどうしたいと聞かれても何もできないよ」と言われました。

病気が完治できないことは辛いこと，悲しいこと，治療法がないことは医師にとって「敗北」かもしれないが，その人にとって，「敗北」「お力になれなくて」という言葉で終わらせてはならない，たとえどんな状態でもその人にとっては大事な時間，輝く時間につなぐことができます。

外来の患者さんは，生活者，自分の病気や病態，老いによる変化を受け止めながら，それでも自分らしく生きることを望んでいます。病態予測のできる看護師が，患者さんに伴走し，地域の訪問看護や在宅医，ケアの仲間たちにつなぐ・託すことが今後の医療機関に求められる機能です。「退院支援から在宅療養移行支援へ」と進化していかなくてはなりません。

また，患者さんは闘う医療の仲間には，闘う自分を見てほしい，でもその一方で，違う自分の想いを聞いてくれる「支える医療の仲間」を持つことで自分の中の心の整理整頓ができます。

私は，大学病院での活動を通して，「がん哲学外来コーディネーター」にはそんな役割を期待しています。

〔宇都宮宏子〕

● b. 院内患者支援員「ペイシェント・アドボケート」
―米国の病院に見る患者支援―

1) ペイシェント・アドボカシー（患者支援活動）とは

「ペイシェント・アドボカシー」という言葉を日本でもよく耳にするようになりました。直訳をすると「患者を擁護する活動」となりますが，「患者だけ

を守る」という意味ではありません。医療において，患者の権利を擁護し，病を持った個人として，患者の人間性を尊重し，患者に医療へ参加を促す活動すべてを指します。簡単に言うと，患者に医療者のパートナーになってもらうように支援することです。

そのパートナーシップでは，患者が権利を行使し，患者としての責務を果たしてもらうことも期待されます。具体的には，医療者の説明などで理解できないことを伝え，質問し，自分の治療についてはよく理解すること，医療の決断とその後の治療に参加し，納得して医療を受けることです。また，医療で困ったことや不満，苦情をそのままにせず，患者の視点を適切に伝え，医療を受ける快適な環境を医療者とともに作っていくことも期待されます。

しかし，病気を抱え不安になっている患者に，「自分の思いをきちんと説明しろ」というのはとても難しいことです。患者が本来，持っているはずの力を発揮できるように支援する活動すべてがペイシェント・アドボカシーです。「医療者が患者をエンパワーしてあげる」のではなく，「患者が本来持っているはずの，問題に対応して行ける力を発揮できること」がエンパワーメントです[1]。

2) 欠かせない院内と院外，両方からの患者支援

患者がエンパワーされるための支援には，病院内でなければできないものと，病院外からのアプローチの方がいいものに分かれます。

病院外の支援は，本書のテーマである「がん哲学外来」など，患者が自分の気持ちを整理し，病を受け入れていくような心の支援，前向きに病と闘う，または病を持って生活ができるような医療・生活関連支援，家族への支援など，多岐にわたります。

病院内の支援は，患者が医療のパートナーとして，権利と義務を実行し，医療者との信頼を構築して，医療を納得して受けることが目的です。そのためには，医師や看護師が何もかもを引き受けるのでは負担が大きすぎます。患者と医療者間の懸け橋となり，両者のコミュニケーションを促進し，不満や苦情を聞き，当事者間の話し合いや解決を支援する役割が必要です。両者に公平で客観性のある支援を提供し，互いの自律を尊重しながら，当事者同士が解決に結び付けていく支援です。

そのような役割をする病院の職員を，米国やカナダでは「ペイシェント・ア

ドボケート」（患者支援員）といいます．全く同じではありませんが，患者支援員はイギリス，アイルランド，オーストラリア，フィリピンなどでも活躍しています．この職務には，患者の権利の保護，生命倫理の実践，患者教育，治療以外の患者のケア，患者の医療満足度の向上，苦情管理などが含まれます．

私は1995年から2000年までの約5年間，米国メリーランド州にあるジョンズ・ホプキンス病院国際部で，この患者支援をするペイシェント・アドボケートとして勤務しました．この役割の呼称は病院によって異なり，ジョンズ・ホプキンス病院ではペイシェント・リプレゼンタティブ（患者代理人）と呼び，普段は「コーディネーターさん」と呼ばれていました．

患者への支援が必要とされる理由は，患者の思いが多様で広範囲にわたること，患者と医療者では知識や医療への考え方などに潜在的な違いがあること，患者の視点を医療に反映しなければならないことなどが挙げられます．医療者と患者の視点の違いから発生する小さなギャップが行き違いを起こし，患者の不満につながります．このギャップを埋めるためには，患者にも医療者にも支援が必要です．

3）患者と医療者の視点

私が担当していた日系人患者のSさんは，リンパ腫を患っていました．担当医L先生はとても穏やかで，患者の質問に誠実に応え，患者の思いを大切に，ていねいに説明していました．Sさんもわからないことは質問し，L先生の説明を十分に理解して必要な決断をしていました．SさんとL先生の間には信頼があり，パートナーシップがしっかりとできていました．しかし，ある日，Sさんにこれ以上できる治療はなく，体調は小康状態を保っているので，ホスピスへの転院が伝えられました．米国でもホスピスへ行くというのは，あまりすんなりとは受け入れられない場合があります．Sさんは見捨てられたような気持ちになったのでしょうか，表情がくもり，その日の夕方，安定していた病状が急変しました．そして，数日するとまた症状が落ち着き，ホスピスの話が出るとまた急変して，転院はできなくなる，ということを数回繰り返しました．

つきそっていたSさんの奥様（日本人）が，「アメリカ人は何でも患者に言うのね．転院の話を聞くたびに主人は具合が悪くなる．この病院で初めて納得

いく治療が受けられているの。主人は亡くなるとしてもこの病院でＬ先生に看取ってもらいたいのよ」と泣き崩れました。しかし，Ｌ先生をはじめ，担当の医療スタッフは，このままこの病院にいては医療保険が効かなくなると判断し，患者と家族を思っての提案でした。

　私は「このままではまずい。患者・家族と医療者の思いがどんどん離れていく」と思いました。Ｓさんの奥様とＬ先生が話し合える場を設定し，不満やわかってもらっていないと思うことを正直に話してもらうことにしました。「そんなことを言ったら，先生や担当のスタッフに失礼ではないか」と言う奥様に，「その心配は必要ありません。患者さんやそのご家族が思ったことを言わず，不満を抱えながら治療を受けないようにすることが大切です。必要な時は私がお手伝いしますから，ぜひ，忌憚(きたん)なく気持ちを話してください」と伝えました。

　Ｓさんの奥様は，自分と患者であるＳさんの思いを伝え，Ｌ先生はそういう奥様の気持ちを知らずにいたことを謝りました。奥様には，保険が効かなくなると困るだろうという配慮があったことが伝わり，両者の気持ちが通じました。Ｌ先生は，できる範囲でＳさんには詳細を伝えず，もし病院を出なければならなくなっても，Ｌ先生と連絡を取りながらホスピス・サービスを受けられるようにすることを約束しました。ただし，「重大な病状は患者に話さなければならないので，ご家族がいる時を選びますが，それは了解してください」と，「患者がすべてを知らなければならない」という，米国で医療者が順守しなければならない事情も説明しました。

　患者支援員は，いくら患者から問われても，自分の意見を言うことはしません。患者・家族と医療者の問題は，その間で話し合って解決するものですし，医療の判断は患者が悩んで決めなければならないからです。ただし，患者・家族にずっと寄り添い，医療者との対話から患者が納得できる答えを見つけるまで支援します。黒子のような存在ですが，もし患者と医療者で直接話し合って，情報を得，医療の決断をしていけるのであれば，患者支援員は不要な存在でもあります。

4) 医療安全にも一役

　あまり知られていませんが，患者支援員は医療安全にも一役買っています。

患者の家族から，「処方してもらった薬を服用したら，患者である母が倒れて救急車で運ばれた．幸い一命は取り留めたものの，重篤な状況だった」という苦情が入りました．その方の言い方が怒鳴りこむような形だったので，当初は，病院としては理不尽に文句を言う患者の親族と受け取りました．しかし，よく話を聞き，調べてみると，処方箋の書き方が，5.0 mg なのか 50 mg なのかわかりにくく，薬剤師は 50 mg と読んだのでした．

　医療安全に関わる問題を，なぜこの患者の親族が患者支援員に言いに来たのでしょうか．「直接の担当医または看護師にはお世話になっているし，今後まだ母親が診てもらわないといけないので，文句を言いにくかった」のだそうです．医療安全は，① 医療事故が起きないように予防のためのシステムを考える部門，② 万が一起きてしまった場合，その対処と対応を考える部門，そして，③ 日常の小さな不満や苦情を拾う部門，これらの部門の連携があって初めて機能します．病院の規模によっては兼任もあると思いますが，日常の不満や苦情を聞き，対処することは，患者の満足に直結するため，医療の中で重要な部分を占めています．

　米国病院協会傘下のペイシェント・アドボケート協会（Society for Healthcare Consumer Advocacy）では，患者支援員に，最低でも 9 つの分野（患者の権利，苦情・不満対応，患者満足の測定，コミュニケーション・スキル，カスタマー・サービス，紛争対応，不測の事態の対応，記録管理，医療・保険システムの理解）を繰り返し学ぶことを要求しています[2]．患者の多様なニーズに向き合い，あらゆる方面からの支援が必要なため，これらのうちどれか一つを学ぶだけでは患者支援員はできません．院内患者支援員と院外からの支援が連携して，日本でも患者・家族が医療でのパートナーになり，納得して医療が受けられる環境が整うことを願っています．

〔岡本左和子〕

文　献
1） 森田ゆり：エンパワメントと人権―こころの力のみなもとへ―，解放出版社，2007.
2） Society for Healthcare Consumer Advocacy―9 Domains of Practice (http://www.shca-aha.org/shca-aha/education/competency/9domains.html)（2012 年 10 月 31 日閲覧）

● c. 医療の隙間を埋める「がんサバイバー」

　がんを経験した人や闘病中の人は，地球上のいたるところにいる．しかし，同じ人が，"自分が「がんサバイバー」(cancer survivor) である"と自覚した途端に，まったく新しい存在となる．がんサバイバーとはいったい何者なのか？

1）「がんサバイバー」は生きた教科書

　アメリカでは，がんと診断されたその瞬間から人はがんサバイバーとなり，その後一生，がんサバイバーであり続けるとされる．こうしたがんサバイバーの定義は民間の「全米がんサバイバーシップ連合」(National Coalition for Cancer Survivorship：NCCS) によって，1986年に初めて示された．その10年後には，政府機関である米国国立がん研究所（National Cancer Institute：NCI）に，がんサバイバー室が設けられ，がんサバイバーやがんサバイバーシップ (Cancer Survivorship) について研究し，国民への啓蒙に尽力している．一方本邦では，がんを克服した長期生存者をがんサバイバーと呼ぶことが多く，考え方に根本的な違いがある．

　『Dr. スーザン・ラブの乳がんハンドブック』（同友館）で日本でも有名な，アメリカの乳がん専門医，スーザン・ラブ (Suzan Love) 氏に，がんサバイバーについてインタビューしたのはもう15年以上も前のことになる．スーザン氏は，ある患者団体のアンケート調査を例に出し，「がん患者が最も頼りにする人は誰か？という問いに対し一番多かった答えは，医師や看護師ではなく，家族や友人でもない．同じ病気を経験した，がんサバイバーなのです」と教えてくれた．さらに「がんサバイバーは生きた教科書です．私は，がんになった患者はもちろん，多くの医療者に，がんサバイバーの声に耳を傾け，がんサバイバーから学ぼうと呼びかけています」と語ってくれたが，この発言はそのまま，今の日本への良きアドバイスになっていると思う．

　別の機会にアメリカで取材した時のことだが，ある大学病院に，医師からがんを宣告された患者が，必ず立ち寄る個室があった．診察室に隣接するその部屋には，同じがんを経験したがんサバイバーが控えていて，がんを告げられ，不安や恐怖にかられた患者から，何時間でも話を聞くという．あるいは，がんサバイバーから，体験に基づいた多くのアドバイスをもらえるので，落胆した

患者が，途方に暮れて家路につくことはなくなったと病院関係者が説明してくれた（この病院以外でも同様なシステムをとる病院はアメリカ国内でいくつもあるが，私が知る限りすべて，乳がんのケースである）。

2）立ち上がった日本のがんサバイバー

では，日本にはがんサバイバーはいないのだろうか？　答えは，もちろん「いる」である。2011年3月11日に発生した東日本大震災。私は，福島第一原発の事故に関連して，月の半分を福島で暮らして取材するという生活を1年以上送ってきた。その被災地に，震災直後から活躍してきたがんサバイバーたちがいた。

抗がん剤治療による脱毛。とりわけ女性にとっては，精神的なショックが大きいものだ。そのため，ウイッグ（かつら）やケア帽子は欠かせない。しかし，津波で流されたり，原発事故で着のみ着のまま同然で避難所へ駆け込んだりして，ウイッグがないというがん患者が多く出てしまった。未曾有の被害をもたらした大震災である。"ウイッグを救援物資に！"というところまで，国は頭が回らないのは仕方ない。しかし，頭を覆うものがないので外出をためらうようになってしまった人や，中には，がんであることを隠していたので，ウイッグなしでは避難所にも行けず，震災で傾いた家にひっそりと暮らしているという人も出る事態となってしまった。そうした声なきSOSのもと，がんサバイバーが立ち上がった。乳がんの治療でウイッグの世話になった女性らが中心となって，ウイッグやケア帽子，あるいはリンパ浮腫で用いられる弾性ストッキングなどを，被災地へ届ける運動を始めたのである。同じ苦しみを味わったがんサバイバーだからこその，きめ細かな対応だといえよう。「今は不要となってしまったウイッグを使って下さい」と，すぐに全国からウイッグやケア帽子などが集まった。この運動の先駆けとなったのが「ワンワールド・プロジェクト」（http://oneworldpro.jugem.jp/）だったが，これに呼応していくつかの団体が，同様な活動を展開している。

3）"がんを治すだけ"では不十分

年々歳々，がんを克服した人が増えている。いわゆる「5年生存率」をみても，アメリカでの数字だが1970年代は5割に満たなかったが，2008年には66.2%に上昇している（http://seer.cancer.gov/csr/）。

私自身も，精巣腫瘍のサバイバーで，同じ疾患を2度経験した。1986年には左の精巣に，2012年には右の精巣に，腫瘍が見つかった。最初のがんの治療で用いた抗がん剤「シスプラチン」によって，治療当時激しい嘔吐などに悩まされたが，思わぬ障害が，忘れた頃にやってきた。聴力の低下と腎臓障害（「ネフローゼ症候群」の罹患）だ。化学療法や放射線治療の，遅れて出てくる副作用は「晩期障害」と呼ばれる。小児がんが治癒した後，思春期を迎える頃に原因不明の障害が出ることを一つのきっかけとして，少しずつ社会に認知されてきた。

　また，治療によって，胃や肺の一部，肛門などを失ったサバイバーは，がんになる前に比べ，生活の質（QOL）が大きく低下する。がんの再発の恐怖から，「がんが治ったものの，がんから自由になれない」と感じる人も少なくないだろう。

　つまり，がんを治すということだけでは不十分で，がんになる前のQOLを取り戻すことまでを，医療のミッションと考えるべきなのだ。そうした発想のもと，がんサバイバーの定義ができた。だからこそ，がんになったその瞬間から，がんが治った後のフォローアップまでを含めた「治療プログラム」が，アメリカではがんサバイバーに用意されているのだ。

　さらに，がんサバイバーとは，患者のみを指す言葉ではない。がん患者と呼べば，たった一人の存在だが，がんサバイバーとなると，配偶者など家族，友人，介護者までもが含まれる。患者と共に，同じ土俵に立って闘病してくれる仲間だと考えればいい。小児がんのサバイバーにきょうだいがいたら，そのきょうだいも同じように辛い日々を乗り越えようとがんばってくれるだろう。私が精巣腫瘍で最初に治療を受けたのは20代半ばのことだった。その時は，果たして結婚できるのか，結婚できたとしてもうまく性生活を送れるのか，子どもを作ることができるのか，という強い不安を感じていた。同じように前立腺がんや乳がん，子宮，卵巣のがんなど，性に関するがんでは，結婚や妊娠，出産，育児などで様々な問題が生じる可能性が高い。恋人や配偶者など，パートナーの理解と協力なしには生きてはいけないと言っても過言ではない。

4）がんからの贈りもの

　がんサバイバーが集まったりすると，その多くが，「がんになってよかった」

という感想を漏らす。お互いにがんサバイバーだということだけで生涯にわたる友人を見つけることもある。人生の伴侶を得ることだって珍しくはない。人生においてきわめて困難な時を乗り越えたことで，すべてのことに感謝する気持ちが生まれたからなのかもしれないし，がんを契機に，これまでの人生を反省し，前向きな人生を送ろうと考えたからなのかもしれない。これらは「キャンサーギフト」（がんからの贈りもの）と呼ばれるものだが，がんサバイバーは，贈りものをもらうだけではない。がんサバイバー自らが禁煙や食生活を見直してがんの予防啓発運動に参加したり，がん検診をすすめるキャンペーンに関わったりして，がんサバイバーならではの贈りものを社会にプレゼントしているのである。

〈小嶋修一〉

3 がんと共存する社会

　2人に1人ががんに罹患し，3人に1人ががんで死亡する現代の日本。自らが，あるいは身近な誰かが，患者である，もしくは将来患者となる可能性は，決して低くない。医療従事者・研究者だけでなく，われわれ1人1人が，自分のこととして，がんを，がんと共に生きるということを考える必要性が問われているといえよう。

　そのような現状にあって，「対話型外来」がん哲学外来が大きな反響を呼んでいる背景には，現代社会の抱えるさまざまな問題が存在することを示唆しているのではないだろうか。

● a. 1人1人ががんを考え，がんを生きる社会へ

　「2人に1人ががんになる」というデータを，「自分あるいは配偶者ががんになる」と言い換えてみる。確率をイメージする例えに過ぎないが，これは「日本人全員が，患者か患者家族として，がんと向き合わなければならない」という可能性を意味している。他人事でも特別なことでもないことを前提に「がん」は語られなければならない。事実，2人に1人ががんになっている日本に，その土壌はあるだろうか。

1）受け止めきれない「がん」の重圧

　私の父はかつて咽頭がんを患った。声のかすれや喉の違和感を自覚して耳鼻咽喉科を受診，がんと確定診断されたとき，本人を含む家族中が「がん」の圧倒的なプレッシャーに押し潰されそうになったことを覚えている。父は医療者であるが，がん治療もしてきた外科医であることと自身のがんは別次元だった。

私自身は，30代の初めに乳がんを疑われ，何段階か精密検査を受けた。おそらくあまり高くない可能性と言われながらも，最終的な検査の結果が出るまでの景色は一段暗くグレーの世界に見えたというのは大袈裟な表現ではない。私もまた，医療分野の取材と情報発信を仕事としていることは何の役にも立たなかった。

　一方，友人の60代の父親に，定期健診で胃がんを疑う異常が見つかった。全く予期せぬ健診結果に本人も家族も言葉を失い，がんと診断されたときには思考が停止したという。

　これが日本社会の標準的ながんのイメージだ。

　医療知識があろうがなかろうが，私たちはがんと対峙する時，ひどく冷静さを失う。

　平常ではない状況下で，精神的なダメージに追い打ちをかけるかのように迫られるのは，治療をするかしないか，どこで，どんな治療をするか，自分はどう生きたいかの「意志」決定。短期間で決めるその選択は"ベスト"でなければならないのだから，あまりに厳しい現実である。

2）がん患者を支えるかたち

　さて，父親ががんになった友人から，「次にするべきことがわからず家族全員が立ち往生している」とSOSの連絡が入った。

　「がん」を前に，このときの私に動揺はない。客観的な立場になったときに初めて医療の知識も活きた。取材で得た情報をもとにていねいに対話していくことで，次第に彼らの気持ちは落ち着き，最初の意志を導き出すための支援ができたと思っている。

　治療は，周囲がいくら突っ走ってもうまくいかない。それは私自身も別の病気を経験し，痛感したことだ。"最高の名医"を紹介しても，"最先端の治療"を用意しても，本人が納得していなければ意味がない。だからこそ，治療開始までのプロセスが重要と考える。

　2ヶ月後に会った友人の父親は，治癒は難しいという見込みを受け止めながらも，笑顔でしっかり前を見つめている。自分の治療について語り，自分の心の変化について語り，意志を持ってがんと向き合い，生きる姿がそこにはあった。

このとき，がん患者を支える社会の在り方のヒントをもらった。① 入口支援の充実と，② "がん＝生きる" への転換，この２点を提案したい。

① 入口支援の充実

　国の「がん対策基本法」の制定により，近年，専門家による支援体制は整備されてきている。医療や精神的なケアが，専門家によって十分に用意されたとしても，がん患者は自分の意志でそこへ向かわなければ，医療やケアを受けることはできない。がんと診断され，思考停止し，立ち往生したら，患者が再び歩き始めるのを待って，ようやく医療の出番となる。

　肝心なのは，医療に入る一歩手前の「入口」の支援だ。自分ががんであることを落ち着いて受け止められるよう気持ちに寄り添い，患者が持っている情報を整理し，治療に関する意志決定ができるよう支援すること。

　自分の足で歩き出せば，多くの場合は医師や医療者との信頼関係の中で能動的に治療を継続できる。痛みや精神面も含め医療機関でのサポート体制も整いつつある。だからこそその「入口」へつなげる橋渡しのような存在がいま求められており，担い手をつくることが，"がん大国日本" のこれからの課題だと強く感じている。

　誰が担えばいいだろうか。自分や家族のがんは受け止めきれないということは，経験から学んだ。様々な選択を迫られる診断直後は，がんを主観的に捉えるためなおさらだ。

　治療を始めるという患者の意志決定まで含めて，医療が歩み寄るのがいいのだろうか。医師の人間性が優れていても，診断時に患者ひとりひとりの心理状態を配慮して説明を工夫しても，医師と患者の立ち位置の違いは双方に緊張感を生むだろう。地域の "かかりつけ医" やセカンドオピニオンを担当する医師でも同じことがいえる。医療とは，治療することを前提としたアプローチであるため，寄り添うという関係にはなりにくい。

　職業的な専門家でなくていい。むしろプロという看板にどこかよそよそしさを感じる場合もある。専門知識の有無よりも，患者や家族が何に戸惑い，どんな情報を必要とし，何が理解できていないのか，あるいは何を優先したいのかを，本人たちの歩調に合わせた対話の中で整理できることが求められているように感じる。

そこで期待したいのは，特別な存在ではない私たち市民の力だ。同じ場所に立ちながら，がんとの適度な距離感によって冷静さを保つことができる上に，その気になれば数も多い。関心を持った市民が，基本的な知識を得られ，常に情報をアップデートできる養成体制が整えば，がんと診断され悩む人たちが落ち着いてがんを考え，がんと生きる第一歩を踏み出すための支えとして，大きな力になれるはずだ。

「がん哲学外来コーディネーター」はまさに時代の要請であり，その意義や意志を汲み取って，活動の継続をバックアップする組織が名乗り出てくれることを望む。賛同する企業の支援や，がん情報の発信という面でメディアの役割にも期待している。

市民のムーブメントとして支援体制が各地に広がれば，これから長寿社会を生きる私たちにとって何よりも心強いことだ。

② 「がん＝生きる」への転換

なぜ，がんと告げられたときにそれほど大きな衝撃を受けるのか。2人に1人がなるのであれば，決してめずらしい病気ではない。ある程度の免疫もあるだろう。家族や親戚，友人のがんに全く接したことがない人を探すのは難しいくらいだ。

がんと診断されたことに対する絶望感は，"がん＝死" "がん治療＝苦しい" という単一的なイメージから生まれる。私たちが見聞きするがんは，生きることよりも死ぬことで語られることが多い。訃報で悲しみの対象として取り上げられ，小説や映画では "不治の病" として描かれるなど，常に死が先行するのが日本社会における「がん」だ。20年30年と変わっていない。

しかし，その間の医療界を眺めれば，検査も治療も飛躍的に進歩している。30年前に，1人1台のパソコンや携帯電話を活用する暮らしを想像しただろうか。同じように医療機器も技術革新し，専門性が細分化された医療者の技術も高度になっている。

より小さながんを正確に捉える診断技術と，より焦点を絞ってがんを治療する技術が普及した現在は，「可能な限り早く見つけ，あらゆる負担を少なく"治す"」病気へと，がん医療の常識は劇的に変化した。治療を検討する際には，生活の質（QOL）を下げないことも考慮されるほどである。昔のままの

イメージがそぐわないことは誰でもわかるはずだ。

次に必要なのは，社会の常識を転換させること。1人1人が，がんに対する先入観から自らを解放し，がんは"コントロールしながら付き合っていく病気"だという新しい価値観が浸透することをめざしたい。

「がんは国民病」といわれる日本こそ，絶望の対象としてではなく穏やかにがんが語られる社会が実現してほしい。自分自身が，家族が，友人が，知らない誰かが，もしがんと診断されても，皆が落ち着いて考え，向き合えるときがくれば，前項で述べた「入口の支援」など必要ないかもしれない。

（森まどか）

● b. 認知症か，がんか－これからの高齢者介護－

コミュニティ・ソーシャルワーカーとして，介護支援などの活動を行うNPO団体で仕事をしていますが，お節介なおばちゃんは，「暇げな風貌」で，来るもの拒まず，ま，お茶でも……といろんなお話をお聴きする機会があります。がん，この病のつらいところは，身体の痛み？　それとも心の痛み？　と感じるわたしです。

1）寄り添うケア，支える医療を求めて

「先生，ちゃんと話を聴いて！」と，パソコンに向かって話す主治医に泣きながら訴えたという彼女。「何？　どうしたの？」そう言って主治医は精神科の予約を入れたという。頼りにしたい主治医に話を聞いて欲しかっただけなのに，精神科に紹介された彼女の心から，主治医は目をそらした。また別のがん患者の言葉，「がん支援センターに相談に行ったけれど，とても冷たい応対だった。相談内容に医者や看護師にたいする不満があったからかもしれないけれど，とても心を開いて悩みを相談する雰囲気ではなかったわ。むしろ，がまんしろ，それがルールだ，みんな耐えているんだからとお説教されそうなムードだった」と。

聞こえてくる声や相談は，病院や医師に対する不満が多い。もちろん，良い出会いもあるけれど，それをわざわざ訴える患者や家族は少ない。

がんになった事実より，がんになったことでの生きにくさや不安感，死への恐怖心を他の疾病に比べて大きく持つのはなぜなんでしょう。

2次的な障害として起きている心の支援，精神的なケアの必要性を感じています。国民の半数が，がんになる時代に，この2次的な障害が発生する要因はどこにあるんだろう。再び，ある患者の言葉から，「がんで恐怖感をもつのは，お医者さんの責任が大きいと思います。お医者さんは，がんを治せるとは言わず，死ぬかもしれない可能性だけを言いますから……」と。

「最初は，死の病を発見してしまったというような医師の狼狽ぶり。できれば，すぐに家族の方を呼んでほしいという言葉。それだけで「がんだろう，末期かもしれない」と考えてしまいました。」

「どぎまぎとした医療スタッフの対応に，がんは言ってはならない病気という雰囲気のスタートでした。これじゃ患者や家族が安心するわけありません。」

ふぅむ，なるほど。どうも，がん患者として入口の儀式（告知）で，不安感や恐怖心が芽生えてしまっているようですね。

ある患者は，治療を決める初期の頃，手術，抗がん剤，放射線治療以外のさまざまな代替医療の可能性について医者に質問したところ，「あなたの生活や体質のせいでがんになったのだから，あなた自身で治せるわけがないでしょ。医者だって，治せるかどうか，悩んでいるんですから」と医者に言われて，「わたしは，がんを治す力がありますよ」とキッパリと伝えたそうです。「わたしが病院に求めているのは，がん体質を治すことではなく，今できてしまったがんの処分方法です。治癒力は，わたし自身が責任を持って高めます」というやりとりがあって，治療がスタートしたそうです。なかなかここまで言い切れる患者は少ないと思いますが，おかげで，今では医師とは何でも話をすることができる関係が生まれているそうで，これはなかなかいいお話ですね。

2007年にがん対策基本法が施行され，がん対策基本計画に「がん医療における告知等の際には，がん患者に対する特段の配慮が必要であることから，医師のコミュニケーション技術の向上に努める」ことが記載されました。医療者として，生存期間の延長や症状の緩和などの医学的目標以外に，患者との双方向性のコミュニケーションと信頼関係の構築が望まれています。医師と患者の間のコミュニケーションが不十分で，説明が不適切だと患者とその家族は必要以上の精神的負担を強いられたり，時に経済的な問題も含めての治療法等の選択を誤ることにもなりかねません。医療者が患者とその家族に寄り添い，患者

の語る言葉に耳を傾けて，それに応えていく時間と空間が求められています。インフォームド・コンセントは，一方的に正しい情報を伝えるだけでなく，それを伝えられた人が合意すること。説明を聞いて納得し，自己決定した上での治療が開始されれば，心の痛み，不安や恐怖も軽減されていくのではないでしょうか。

2)「病気はあるけど病人じゃない生き方」から

「病気はあるけど，病人じゃないよ」そう言って，がんと共に生きてきた，生きている高齢者の皆さんが大勢いる街中(まちなか)サロンでは，がんという病との付き合い方を学ばせていただいています。ここに至る道すじで経験を積んで，自分のがんとの付き合い方をマスターしてきた人たちがいます。心の持ちようで，がんと共に生きる暮らしが変わる不思議があります。

高齢になるということは，がんの発症率も高くなります。そして，認知症の発症も。

「お母ちゃんが認知症じゃなくて，お父ちゃんみたいにがんだったら良かったのに！」と叫んだ遠隔地に暮らす娘の声を聞きました。世間が持っているそれぞれの病気への認識と偏見，そして介護を担う家族に対して，そうすることを当たり前のように期待する価値観が，娘を苦しませていました。がんだった父の時は，世間は気の毒にと本人や家族を気づかい見舞ってくれた。その父を看取った後，認知症の症状が出てきたひとり暮らしの母の時は，「お母さんを一人で置いておかないで，火事でも出したら大変でしょ，娘のあなたがちゃんと面倒をみてあげてよ」と近所の人たちが家族への責任と管理を求めて来ました。

「認知症か，がんか」，ある医師が講演会の会場で究極の選択，二者択一として医師たちに聞きました。自分自身が死ぬ時は，がんがいいか？　認知症がいいか？　答えは7：3で，市民も医者も同じという結果が出ました。その医師はご自分は認知症のほうがいいのだそうですが……。

認知症とがんは，これからの高齢者の緩和ケアにおいて，避けて通れませんね。

認知症とがん，なかには，どっちも抱えている人もいます。認知症の人が，がんになった。がんの手術入院をしたら，認知症になったというケースを，介

護支援専門員として経験しています．認知症の人は，自分の身体の様子をうまく言葉で表現することが難しい．記憶の衰えや伝える言葉をうまく操れないためか，自らの訴えが少ないこともあり，周囲の人たちが何らかの変化に気づいて受診するか，別の疾患の治療中にがんが見つかることが多く，発見が遅い傾向にあります．何か変と気づいて，見つかったら末期ということもよくあります．認知症の人が入院して，まず，起こるのは環境変化による不穏，今いる状況が理解できないので，点滴を外そうとしたり，ベッドから降りて歩こうとする，夜中に大声を出すなど，危険であり，周囲に迷惑をかけるから24時間の家族の付き添いが必要とされることがあります．それがかなわない場合は，生命を脅かす危険があるからと拘束されたり，ミトン装着を余儀なくされている姿を病院で目にしてきました．

　ただ，不思議なことに，その人たちはがんの痛みを伴わないことが多いのです．診断後も，在宅で介護保険のデイサービスやショートステイを利用した支援で，穏やかにいつもの生活を維持していくことが可能です．体力的な負担が見えてきたら，訪問介護，訪問看護，そして訪問診療と訪問系のサービスに切り替えて暮らします．最期まで痛みの訴えがないことが多く，家族と一緒に在宅でのゆるやかな看取りを経験しています．ここで思うことは，認知症だった彼らは，記憶が残らないことで，がんという病気になった不安や死の恐怖を回避できていたということ．認知症だったために，がんによる心と体の痛みから解放されて，最期まで，いつも通りに生きることができたということは，認知症という神様がくれた贈り物のおかげかもしれません．　　　　　（飯島惠子）

● c. 地域でともに生きる－慢性疾患ケアモデルを手がかりに－

　筆者は，がん事情にもがん哲学外来事情にも精通していない．そこで，住み慣れた地域で最期まで安心して暮らせるまちづくりと，広くケアの担い手のもつ力の発揮について研究する立場から，がんを含む慢性疾患のサポート体制に関して諸外国での適用が進んできたWagnerらの慢性疾患ケアモデルを手がかりに，コーディネーターのありようについて考えを深めていく出発点としたい．

1) 慢性疾患ケアモデル―病を持つ人を主体に―

高齢化が進み，複数の慢性疾患を抱えながら地域で暮らす人が増えると，従来の急性期医療を中心として構築されてきた医療制度のなかで，患者にとってのサービスの質，資金や資源の無駄遣いの両面から，サービスの断片化，医療ケアと社会的ケアの連続性の欠如が大きな問題となってきた[1]。

他方，健康概念が「病気と認められないこと」から「心身の状態に応じて生活の質（QOL）が最大限に確保された状態」を中心とするものに変わりつつあるなか，予防・治療・生活支援を統合的に行うことで新しい健康を達成しようとする社会システムが不可避となる[2]。

こうして，とりわけ高齢者をめぐるケアサービスの連続性の向上によりケアの質・アクセス・効率を改善する手法として，「統合ケア」（integrated care）が1990年代欧米における医療制度改革に共通する概念となり，我が国における「地域包括ケアシステム」の推進も，同じ文脈に位置づけられる[3]。

ここで，高齢者ケアの統合に特に焦点があたったのは，高齢者のほとんどが複数の慢性疾患を抱えているからであり，医療ケアと社会的ケアを長期にわたって必要とするのは高齢者に限らず若年の慢性疾患を持つ人も同様である。

Wagnerらの慢性疾患ケアモデル（CCM）は，こうした背景のもと，年齢を問わず慢性疾患を持つ人々が地域のなかで生活の質を維持・向上できる環境

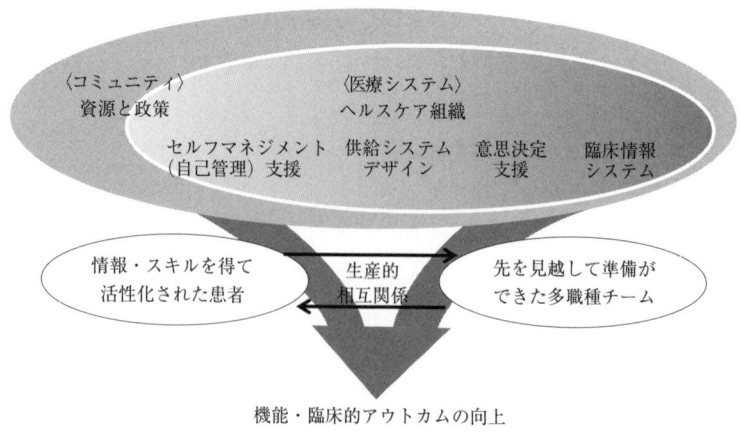

図 Wagnerらの慢性疾患ケアモデル[4, 5]

整備に向けた制度変革の方向性を示すものとして開発された（図）。WHOやEU等においてもその考え方が敷衍され，広く諸外国で適用が進み，各国の文脈で発展を見せている。

このモデルは，慢性疾患のサポート体制を大きく「地域」と「保健・医療システム」という2つの要素からとらえることに特徴があり，それぞれの下位には，① 地域の資源と政策，② ヘルスケア組織，③ 自己管理支援，④ 供給システムデザイン，⑤ 意思決定支援，⑥ 臨床情報システムという6つの構成要素が位置づけられる。

そしてCCMの要となるのが，「情報と知識を得て活性化された患者」と「先を見越して準備ができる多職種チーム」の「生産的相互関係」である。CCMの6つの構成要素は，患者，専門職およびその相互関係を支えるものということになる。

急性期医療において専門職が主導する治療の受動的な「受け手」とされた患者像[6]は，ここにない。患者自身がケアの主体（担い手）であり，多職種チームのさまざまな専門性を活用して慢性症状とともに日常生活を続けるなかで得た知識やスキルをもとに自己管理を行い，自らの生活の質を主体的に高めていく存在として描かれる。

Wagnerらは，患者が飛行機のパイロットでなければならないという。専門職はわずかな時間しか機内にいない。慢性疾患を抱える人が飛行機を操縦しなければならないとなれば，専門職の役割は，熟練したパイロット，安全な機体，安全に目的地に到着できる飛行計画，事故防止や航路からはずれないための航空管制を確保することとなる。すなわち，患者が自らの症状を管理する自信とスキル，最適な疾病管理と合併症予防のためにふさわしい治療，互いが合意するケアプラン，注意深く継続的なフォローアップを保証しなければならない。

WHOではCCMを概念的背景として，慢性疾患を持つ人たちのケアに携わる専門職に求められる中核的なコンピテンシー（成果を生みだす能力・行動特性）を以下の5点にまとめている[7]。

　① 患者中心のケア：　効果的なコミュニケーション，健康行動変容のサポート，自己管理支援，プロアクティブアプローチ

②協働：　患者と，他の提供者と，コミュニティと
　③質向上：　プロセスと成果の測定，学習と変化への適用，エビデンスを実践に活用
　④ICT：　患者登録システムの設計・活用，コンピュータ技術の活用，パートナーとのコミュニケーション
　⑤公衆衛生視点：　地域を基盤とするケア，システム思考，ケアの連続性を通じた働き，プライマリケア中心のシステムにおける働き

　ケア提供体制の充実には，良質な専門職の安定的な確保が欠かせないが，医療ケア・社会的ケアに従事する専門職は，未だ疾病構造の変化に伴い新たに求められるコンピテンシーに十分に対応できていないといわれる。

　病気や障害とともに暮らす人たちを地域のなかでどのように支えるか，実践モデルは各地域における最適を地域が自ら住民との対話に基づいて模索していくことが期待されるが，CCM や慢性疾患ケアのコンピテンシーは，その際大いに参考にできるものであろう。そしてどのようなモデルを構想するにしても，主体としての患者とそのパートナーとしてのプロアクティブな多職種チームの協働が要件となる。

2）がん哲学外来コーディネーター―ともに生きる人として―

　さて，日頃このようなことを考えながら，2012 年 9 月のコーディネーター養成講座とがん哲学外来市民学会に参加し，がん哲学外来とは，コーディネーターとは何なのか――，思いを巡らせた。

　ひとたびがんになると，まず生活は一気に「がん」という病気にもっていかれる。家族，職場，学校等との関係も，多かれ少なかれ変化を迫られる。専門の病院にかかり，病気を受容しつつ治療を重ね，次第に病から生へとまなざしを切り替え，がんとつきあいながら日常生活を取り戻し，再び新たな物語の 1 ページを生きることになる。病を治す病院から生活の質を高める地域へ，そのプロセスを通じてさまざまな専門職・非専門職がそれぞれの立場から懸命にサポートする。

　しかし，病院から地域へ，病から生へ，なめらかに移行するにはいろいろとまだ「切れ目」がありそうに見えた。とりわけ，現在の病院のおかれた環境や体制あるいは専門職教育のもとで，患者と専門職が 1）で述べたようなパート

ナーシップを築くことには困難が伴いがちであり，それぞれの専門性に基づくケアを提供する専門職と患者が主従関係となって，結果的に双方に不全感や不満が残る場合もあるように感じられた．

もし，がんをめぐってこうした現状があるならば，がんになった人（およびその家族）に人として寄り添える存在が重要となる．病院から地域へ，病から生へ，患者あるいは病人から病とともに生きる人へ，そして患者と専門職という関係から人と人の関係へ，その存在はさまざまな移行を助けるものとなろう．

役割や立場を越えて，「地域でともに生きる人」として伴走できることが，がん哲学外来コーディネーターに求められていることなのかもしれない．その活躍が，患者が自らの人生の主人公として主体性を回復すること，さらに地域住民一人ひとりがその可能性を広く開花させられるまちづくりにもつながっていくことを期待している．

(堀田聰子)

文　　献
1) WHO : Innovative Care for Chronic Conditions : building blocks for action : global report, 2002.
2) 猪飼周平：病院の世紀の理論，有斐閣，2010．
3) 高橋紘士編：地域包括ケアシステム，オーム社，2012．
4) Wagner, E. H., Davis, C., Schaefer, J., Von Korff, M., Austin, B. : A survey of leading chronic disease management programs : are they consistent with the literature? *Managed Care Quartely*, 7(3), 1990.
5) Wagner, E. H., Austin, B.T., Davis, C., Hindmarsh, M., Schaefer, J., Bonomi, A. : Improving chronic illness care : translating evidence into action. *Health Affairs*, 20(6), 2001.
6) Parsons, T. : The Social System, Routledge and Kegan Paul, 1951；佐藤　勉訳：社会体系論，青木書店，1974．
7) WHO : Preparing a health care workforce for the 21st century : the challenge of chronic conditions, 2005.

● d. 生きる意味を対話する

「がん哲学外来」とは，いったい何なのか——？

順天堂大学で同外来に取り組んでいた樋野興夫先生に，そう言って取材に訪れたのは2008年2月ごろ．まだ，私自身が乳がんの治療を続けながら，闘病経験から感じたことやがん医療について考えたことを綴った新聞コラム「がんと私」を連載している最中のことだった．「がん哲学外来」という言葉の響きに，何か高尚なものを感じて興味を持ったものの，具体的に何をしているの

か，さっぱり分からない。何を目的に，どんな取り組みをしているのか。コラムに書きたいと思い，話を聞きにいったのだった。

1）がん患者が抱える「苦痛」

　私は医療・介護問題を担当する記者として，医療の現場に赴き，多くの患者・家族，医師や看護師らの皆さんに話を聞いてきた経験から，病気や医療というものに馴染みを持っているつもりだった。しかし，自分自身が 2002 年 5 月に 34 歳で「乳がん」の告知を受け，実際に「がん患者」の立場になってみて，初めて分かったことがたくさんあった。

　その一つは，がんが自分自身の問題となると，外から見えていたのとは異なる風景が見えたという点だ。

　日本人の 2 人に 1 人ががんになり，3 人に 1 人ががんで亡くなるという時代だ。誰ががんになっても不思議ではない。だが，実際に診断されると「まさか私が！」と大きなショックを受け，「あなたの進行度だと，きちんと治療すれば 7〜8 割は治ると考えられる」と説明されても，「2〜3 割は死ぬ」との印象ばかりが強く残った。医師に治療の説明を受けても，「これからどうなるのか，仕事は続けられるのか」と，生活の見通しが立たず途方に暮れた。その後，局所再発も経験し，3 度の手術と抗がん剤治療，放射線治療を受け，ホルモン療法が長く続き，やっと 2012 年 8 月に治療を終えた。この経験から，自分自身の「病気」や「死」という人間にとって最も受け入れ難い問題を直視して，受け止めることの難しさを痛感した。よく「病気を受け入れる」と簡単に言われるが，受け入れられないまま物事が進んでいったというのが実感だ。

　一般に，がん患者が抱える苦痛（悩み）は，

① 治療の選択や副作用，疼痛など体に関わる"physical pain"（治療の問題）

② 不安感や生きがいの喪失など心に関わる"mental pain"（精神的な問題）

③ 結婚・出産や就労，経済問題など社会生活を送るうえでの"social pain"（社会的な問題）

④ 尊厳ある存在として自らに価値があると感じられなくなる"spiritual pain"（死生観の悩み）

の 4 つに大別されるという。

　中でも"physical pain"は，患者が「病気を治したい」「体調をより良い状

態にしたい」と，混乱の中でも真っ先に情報を求め，悩むテーマだ。

　医療技術の進歩により多くの疾患で治療の選択肢は増え，インターネットなど多くのメディアに様々な情報が溢れている。そんな中で自身の治療を選択するには，医師と相談しながら病気を正しく知り，治療の選択肢とそのリスクを理解する必要がある。だが，いざ自分が患者となると，きちんと理解しなければいけないと思う気持ちの一方で，「こんな検査結果だと予後が悪い」など自分にとって都合の悪い情報に触れた途端に「そんな怖いこと知りたくない」と蓋をしてしまいたい気持ちが交差する。こうした精神状態で，患者が医師の説明を正しく理解するのは簡単ではない。また，医学的に最善な治療法でも，自分の生き方に照らし合わせて考えると選択できない場合もある。

2）治療の選択は「生き方の選択」

　私の場合，がん診断時に結婚はしていたが子供がいなかったため，治療の選択に悩みに悩んだ。最善とされる治療法では妊娠・出産できなくなる可能性があり，子供を持つことを優先して考えれば治療の中断も考える必要があった。いったい私はどう生きたいのか。患者の生き方，考え方に関する情報も医療者と共有できなければ，後になって不信感が生まれてしまう。そう思い，自分がどうしたいのかを自身に問いかけ，家族と，医師と，話し合いを重ねる必要があった。

　結果として，子供のない人生を歩むことになった。それが心の傷として残り，同僚らが子供の話をする場に居合わせるだけで凍りつき，今でも何気ない他人の言動に涙することも少なくない。だが，これも私の人生だと引き受けざるを得ない。私が，医師や家族と話し合いの末に選んだことだからだ。こうした経験から，「治療の選択は生き方の選択」だということを痛感した。

　言うまでもないが，"physical pain" や "mental pain" などが，それぞれに独立してあるのではない。それらが，ないまぜになって押し寄せ，その波に患者や家族は飲み込まれ，とにかく不安でいっぱいになる。何が不安なのか，何を解決したいのかさえも分からなくなってしまう。

　そんな患者や家族の混乱した気持ちを一つ一つ紐解き，整理して，必要な情報を提供するために設置されたのが，国が指定するがん診療連携拠点病院の「相談支援センター」だ。がんに関する正しい情報を提供し，個別の相談にも

応じる「相談支援センター」は,がん患者団体が求めたことから創設され,2006年に成立した「がん対策基本法」に明記された。

その役割は,患者が抱えている不安な気持ちを相談員が一緒に整理し,悩んでいる問題が治療の選択であれば医師への質問の仕方を一緒に考えたり,医療費の問題であれば利用できる制度を紹介したりして支援することだ。私自身が治療の選択に迫られていたころには存在しなかったが,もしあれば,医師の説明の分からないところを一緒に整理したり,他の治療法などを考えたりする際の支えになってくれただろう。

現実には,こうした役割を期待通り担っているセンターばかりではなく,最も大事な「患者や家族の混乱した気持ちを一つ一つ紐解き,整理する」ことができていないとの指摘もある。そのため,患者側も何を相談したらいいか分からないのでセンターを利用できない,敷居が高いという声もある。

こうした課題はあるものの,同センターの役割は大変重要で,相談員の育成や患者会との連携などを通じて,より良いものに育てていく必要がある。

ただし,そうした情報提供型の相談支援だけでは,「満たされない心」もある。それが,私自身が患者の立場になって分かった,もう一つの点だ。

3) 生きる意味を問う

「人間の尊厳」という言葉がある。

高齢者介護などの記事を書く中でよく使ってきた言葉だが,具体的には何のことか。広辞苑をひくと,「尊厳」が守られている状態とは,「自らの存在に価値があると感じられること」「自分の現在の生を肯定できること」などを言うのだという。

前述したがん患者が抱える苦痛（悩み）の一つ"spiritual pain"は,まさに,自らの存在に価値があると"感じられない"苦痛と言えるのではないか。私も含め多くのがん患者が抱く「満たされない心」の原因は,ここにあるように思える。

私の場合,ある程度治療の方針が見えてきた時期に,その苦痛が訪れた。

手術後2週間くらいで出社していたが,まだ決められた仕事はなかった。あえて言えば,締め切りのない自由な取材活動が仕事だった。外来抗がん剤治療を続ける中で,体調がどうなるかなど様子を見ながら考えていこうという配慮

だったが，自分が頑張ってきた仕事を，他の人が命の心配もなく元気にこなしている姿を目にして，「ああ，私は要らない人間になってしまった」と落ち込んだ。今まで当たり前だった場所から放り出されたような疎外感にさいなまれた。

半年後には局所再発を経験し，「このまま30歳代半ばで死んでしまったら，私の人生は何だったのか」「一体何のために治療をするのか」と，焦りにも似た苛立ちに苦しんだ。そんな思いを，家族には何だか照れくさくて，打ち明けたりできなかった。勇気を絞り出して「私が死んだら，あれをこうしてほしい」などと口にして，きっかけを探そうにも，「今からそんなこと考えなくていいよ」「縁起でもない」などと打ち切られた。

前述したように，子供のいない人生となったことも，心のしこりとなっていた。この先，生きて行く意味，理由があるのだろうかと思うようになった。

そんな時，進行乳がんと闘っていた元NHKアナウンサーの故 絵門ゆう子さんと出会った。取材に行った私に対し，彼女は逆に聞いてきた。

「本田さん，がん患者になって，どんなこと思った？　私はね，もう要らない人間になったと感じたの。役割や価値を失っていく，できることが減っていく自分をどう肯定したらいいのか……なんてね」

私と同じだ——。彼女の言葉に，しみじみと共感した。そして，生死にかかわる病気を持つと，多くの人が「何のために生きるのか」を考え，自分が生きている意味を問うてしまうこと，その心への支えがないと治療にも生活にも前向きに取り組むことができない時があることを，痛感した。短い診察や忙しい医療スタッフといった現在の医療環境のもとでは，たとえ最高水準の治療を受けていたとしても，満たされない。聞きたいことが聞けない。誰かと死と向き合う気持ちを話し合いたくても，話し出せない。聞いてくれない。誰も私を分かってくれない。

周りに高い壁ができてしまったような孤独に陥った。

4）対話から生まれる納得感

だからこそ，「がん哲学」という響きに引き寄せられたのかもしれない。

がん哲学外来とは，いったい何をするところなんですか——。

冒頭に書いた疑問を，取材と称して樋野先生にぶつけたところ，「逆に，な

ぜそんな得体の知れないところに来るのか？　皆さんの思いを知りたくて，受けに来られた方々に聞いているんです」という答えが返ってきた。

当時，試験的に順天堂大学で開かれていた同外来は，キャンセル待ちが出るほどの盛況だった。樋野先生が患者・家族らに，そう穏やかに問うと，誰もが表情を和らげ，まずは自分の症状や治療法に関する相談を始めた。だが，じっくり話に耳を傾けるうちに，ほとんどの人が「限られた時間をどう生きればいいのか」「自分が生きてきた意味は何なのか」など，生きることの根源的な意味について話し出したのだという。

大切なのは，患者が「医師が人間として自分に向き合ってくれている」と感じて，安心できること。そんな考え方を基本に，がんをテーマに人生を語り合うのが「がん哲学外来」のポイントだとし，「人間誰しも，自分の存在に意味を感じられれば，たとえ病気を抱えていても，残された人生を前向きにとらえられる。今の時代，こんな"お節介"が必要だ」と，樋野先生は話してくれた。

科学の発展により，科学者でも医者でもない一般の私たちまでが，生物学的な命ばかりを見つめてしまう。この治療法で何％の生存確率が期待できる——など，数字で人生をとらえがちだ。

だが，人間は科学的な価値観の中だけで生きているのではない。がんをきっかけに自分の生を見つめ直した時に抱く不安や恐れは，自分自身の人生の文脈でとらえている。その心の混乱を表現し，物語化する中で，対話を通して自分を客観的に見直す。その過程で納得感が育まれていく。ここに「がん哲学外来」活動の意義がある。

そんな風に説いたノンフィクション作家の柳田邦男氏の講演に接し，私を含め多くの患者が経験する「満たされない心」を埋めるのは，そんな対話なんだと心にストンと落ちた。

「がん哲学外来」という取り組みは，いわゆる「医療相談」だけではなく，人間の尊厳を守り，支えるための，病気や医療をきっかけとした対話なのだ。医師や医療者だけに求めるものではなく，患者・家族，がん予備軍でもある市民が一緒になって取り組んでこそ，学び合うことができ，その役割も果たされる。

超高齢社会を迎える今,この取り組みを通して,人が生きること,死ぬことを,患者の一人として,また記者として,見つめ考え直していきたいと思う。

(本田麻由美)

/ II 理論編―がん学入門―

1 日本のがん統計

　どのくらいの人がどのようながんと診断されているのか，診断された人はその後どうなっているのか，という情報は，がん疫学統計と呼ばれるものである．こうした統計はさまざまな疾患で作成され，公開されているが，がんはその中でも最も統計が充実した疾患であるといえよう．ここでは，日本人のがんの現状を数字で紹介する．
　なお，疫学統計に登場するいくつかの専門的な用語の意味については，「用語解説」（p.116）として整理した．

● a. 主ながん疫学統計公開サイト
　がんはすべての人に起こりうる病気であるが，その罹患率や臨床経過は国や地域，人種による差がみられる．これは医療事情の違いや統計の取り方の差，人種ごとの遺伝的な特性など，さまざまな要素が関与している．日本人のがんの特徴や現状をまとめた資料は，以下に紹介するサイトなどを通じて誰でも参照することができる．
・e-stat 政府統計の総合窓口（http://www.e-stat.go.jp/SG1/estat/eStatTopPortal.do）
・独立行政法人 国立がん研究センターがん対策情報センター がん情報サービス（http://ganjoho.jp）
・公益財団法人 がん研究振興財団（http://www.fpcr.or.jp）

● b. 日本人のがんの頻度

　日本人全体でがんと診断される人は確実に増えている。1975年の罹患数は男性，女性それぞれ約10万人程度であったが，2007年には男性41万人，女性29万人と増えている。がん患者が増えた最大の原因は，人口の高齢化である。まず，日本人が生涯の間にどのくらいがんになる可能性があるのかは，累積罹患率でみることができる。図1に示すように，すべてのがんを合わせると，男性ではほぼ50％，女性では40％の人が一生の間にがんと診断されることになる。一見してわかるように，年齢が高くなるほどがんになりやすくなる。年齢構成の変化による影響を取り除くために，年齢調整罹患数をみてみると，日本人では男女とも1990年代前半まで罹患数は増加していた。その後横ばいとなったが，2000年ごろから再び増加傾向になっている。

　2008年の調査では，がんと診断されて継続的な医療を受けている人は152万人と推計されている。

● c. 日本人に多いがん・少ないがん

　2007年のデータでは，部位別の罹患数は，男性では胃，肺，大腸（結腸と直腸を含む），前立腺，肝臓，女性では乳房，大腸，胃，肺，肝臓の順であった（表1）。患者数が多い部位，すなわち，胃，大腸，肺，乳房，肝臓の5つ

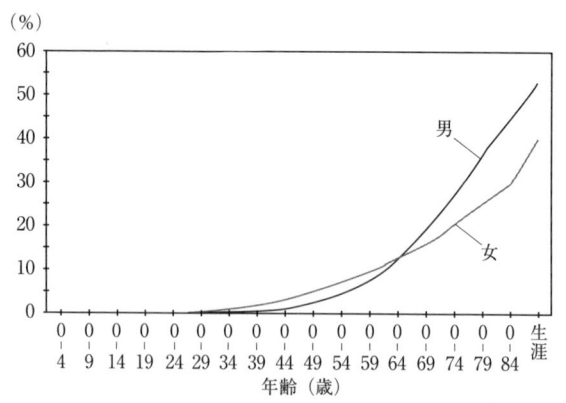

図1　累積がん罹患率（2005年）
国立がん研究センターがん対策情報センター資料により作成。

に起こるがんを「5大がん」と呼んでいるが，5大がんでがん患者全体の過半数を占めている。これらのがんの年齢調整罹患率の年次推移をみると，男女とも胃がん，肝臓がんは減少傾向にあるが，肺がんは増加している。また，男性の前立腺がん，女性の乳がん，卵巣がん，子宮がんといった性特有のがんも増加傾向にある。

● d. 年齢ごとに多いがん

がんにはそれぞれ好発年齢といって，発症しやすい年齢層がある。このため，年齢によってかかりやすいがんが異なってくる。

多くのがんは年齢が高くなるに伴って罹患率も高くなるが，図2に示すように，乳がんは40歳代後半に発症のピークがあり，その後は低下する。これは子宮がんも同様で，最も罹患率が高い年齢層は，子宮頸がんでは30歳代後半，子宮体がんでは30歳代後半〜50歳代となっている。このため40歳代の女性では，乳がん，子宮がん，卵巣がんでがん全体の6割以上を占めているが，この比率は年齢とともに低くなる。

男性では若い年齢に多いがんはないため，こうした特徴はみられないが，前

表1 部位別がん罹患数（2007年）

男性			女性		
順位	部位	人数	順位	部位	人数
1	胃	80211	1	乳房	56289
2	肺	65257	2	大腸	45958
3	大腸	63182	3	胃	37109
4	前立腺	47318	4	肺	28145
5	肝臓	30190	5	肝臓	15177
6	食道	17004	6	膵臓	13423
7	膵臓	15602	7	胆嚢・胆管	10859
8	膀胱	13287	8	子宮体部	9104
9	腎・尿路	11713	9	子宮頸部	8867
10	悪性リンパ腫	10511	10	卵巣	8631

国立がん研究センターがん対策情報センター統計（http://ganjoho.jp/professional/statistics/statistics.html）により作成．

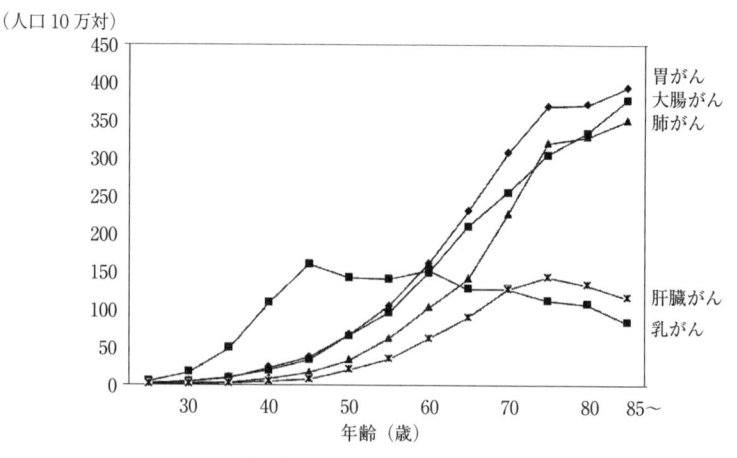

図2 部位別年齢階級別がん罹患率（2005年）
国立がん研究センターがん対策情報センター資料により作成。

立腺がんは年齢に伴う罹患率の上昇が他のがんよりも顕著なため，年齢層が高くなるほどがん全体に占める前立腺がんの比率が高くなる。また，肝臓がんは70歳代にピークがあるが，これはこの年齢層にC型肝炎ウイルス感染者の割合が高いことと関係している。

● e. 生命に関わるがん
1) 死亡数

　1981年以降，日本人の死因の第1位はがんである。日本では2011年の1年間に男性約21万人，女性約14万人ががんで亡くなった。全死亡者は126万1000人と推計されているため，3割近くの人はがんが原因で亡くなったことになる。がんが生命に関わる怖い病気であることは言うまでもないが，必ずしもすべてのがんが生命に関わるわけではない。

　部位別のがん死亡数の推移を図3に示す。最も多くの日本人の生命を奪ったがんは男性では肺がん，女性では大腸がんである。男女を合わせた数では以前は胃がんがずっと第1位であったが，1999年以降は肺がんが第1位になっている。そして，胃がんの死亡数が横ばいになっているのに対して，肺がんの死亡数は現在も増加している。

1. 日本のがん統計　　*115*

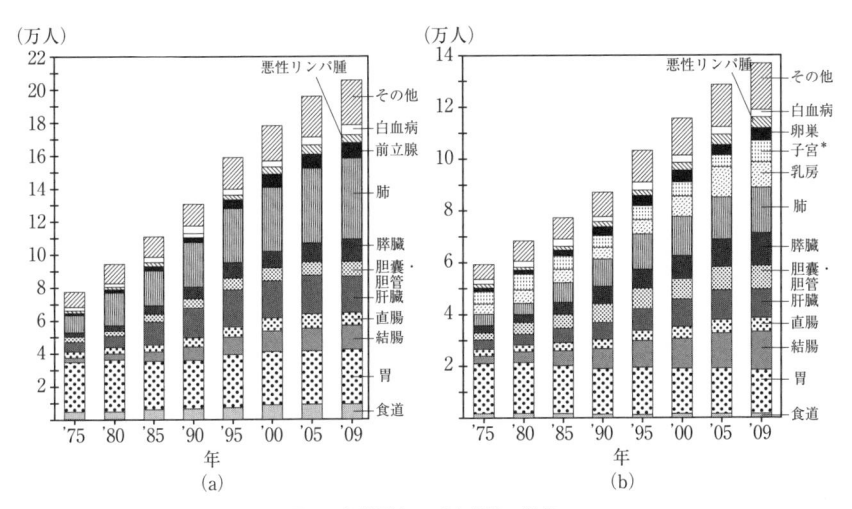

図3　部位別がん死亡率数の推移
(a) 男性．(b) 女性．
国立がん研究センターがん対策情報センター資料により作成。
*子宮頸部および子宮体部のほかに「子宮部位不明」を含む。

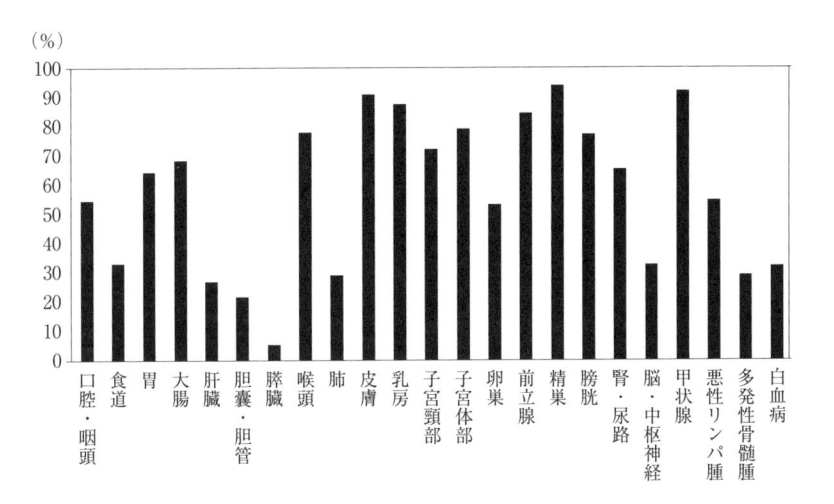

図4　2000〜2002年にがんと診断された患者の部位別5年生存率

! 用語解説

罹患数・罹患率： 罹患数とは，一定の期間内（通常は1年間）に日本国内あるいは特定の地域内で新たにがんと診断された人の人数を指す。実際には国民あるいは地域住民全員を調査することは難しいため，一定数の集団内での罹患数を地域がん登録のデータから算定し，そこから全体の罹患数を推測している。また，罹患率とは，集団全体の中で一定の期間内（通常は1年間）に新たにがんと診断された人の割合を示すもので，がん統計では通常人口10万あたりの数字で表す。がんの種類による比較，年齢別のがんの罹患しやすさの比較などで用いられる。

累積罹患率： ある年齢までにがんと診断される確率のことで，たとえば「0-64歳累積罹患率」といった場合，1人の人が生まれてから64歳になるまでにその病気になる確率を示す。

年齢調整罹患率： 一般にがんは年齢が高くなるほど罹患する確率が高くなる。このため，高齢化社会では若者が多い社会に比べてがんの罹患率は高くなる。これではそれぞれのがんが本当に増えているのかどうか判断ができない。このため，年齢別の人口比率が同じだと仮定した場合の罹患率を計算したものが年齢調整罹患率になる。日本では1985（昭和60）年の人口構成比の基準として

2）生存率

図4は，主ながんに2000〜2002年の間に診断された人が5年後に生存していた確率（5年生存率）を示したものである。がんによって成績は大きく異なり，精巣がん，甲状腺がん，皮膚がんは90％を超え，乳がんも87.7％と高い値を示しているが，一方で罹患数の多い肺がんや肝臓がんの生存率は低く，30％以下となっている。特に生存率が低いのは膵臓がんで，5年生存率は5.5％にとどまる。

ただし，同じがんでも生存率は診断時の状況によって大きく異なる。表2に，日本人に多いがんの，進行度別の5年生存率を示した。肝臓がんと肺がんを除けば，それ以外のがんは早期に発見されれば生命に関わる確率は低いが，同じがんでも進行して転移が起きてから診断された場合には，5年後の生存確

用いられている。同様に，後述の「生存率」や「死亡率」も年齢調整を行った値が用いられる。

患者数・有病率： 患者数とは，特定の日にがんと診断されている人の人数を指す。また，有病率とは，集団全体の中でがんと診断されている人の割合を示す。いつ診断されたかは無関係である。がん統計では患者数は罹患率と生存率から推計する。罹患率が変わらなくても，治療の進歩などによって完治する人が多くなれば有病率は下がるし，逆に非常に経過が悪い病気で命を落とす人が多い場合にも下がる。

生存率： 診断がついてから一定期間後に生存している確率で，通常は%で表す。5年生存率が多くのがんで用いられるが，がんの種類や目的によって，1年生存率や10年生存率など，さまざまな期間について表示される。がんの生存率の場合，がんの種類だけでなく，診断時の状態（腫瘍の大きさ，組織像，リンパ節転移や遠隔転移の有無など）によって生存率が大きく左右される。病院ごとの生存率が比較されているような場合，患者の診断時の状況に差がないのか注意する必要がある。悪性度の高い，進行したがん患者を多く受け入れている病院では，必然的に生存率は低い値となる。

死亡率： 一定期間（通常1年間）に死亡した人の割合で，診断からの期間は無関係である。

表2 2000～2002年にがんと診断された患者の臨床進行度別の5年生存率（%）

部位	限局*	領域**	遠隔転移***
胃	95.9	43.2	3.9
大腸	94.8	63.4	11.0
肺	74.2	21.2	3.3
乳房	97.4	82.3	29.3
前立腺	99.7	87.2	40.4
肝臓	37.5	9.7	8.1

国立がん研究センターがん対策情報センター資料により作成。
*がんが原発臓器に限局しているもの。
**所属リンパ節または隣接する臓器への浸潤はあるが，遠隔転移はないもの。
***遠隔臓器や遠隔リンパ節への進展があるもの。

表3 主ながんの検診受診率（%）

種類	2004年	2007年	2010年
胃がん（男性）	27.6	32.5	34.3
（女性）	22.4	25.3	26.3
大腸がん（男性）	22.2	27.5	27.4
（女性）	18.5	22.7	22.6
肺がん（男性）	16.7	25.7	24.9
（女性）	13.5	21.1	21.2
乳がん	19.8	20.3	24.3
子宮がん	20.8	21.3	24.3

厚生労働省国民生活基礎調査により作成。

率は非常に低くなる。

3）検診受診率

　早期に発見するためには，症状が出ないうちに診断することが重要となる。厚生労働省では健康増進法に基づいてがん検診事業を進めており，受診率を50％まで上げることを目標に掲げている。しかし実際には，表3に示すように，少しずつ上昇はしているものの，依然，受診率は20～30％台にとどまっている。また，こうした検診の実施の主体は市町村であり，行政の体制や住民構成によって実施率には差がある。たとえば胃がん検診について都道府県単位で比較すると，最も受診率が高いところでは50％を超えており，最も低いところとは受診率に倍以上の開きがある。

（櫻井晃洋）

2 国としての対策

● a. がん対策のあゆみ

　わが国では終戦直後に，結核や肺炎などの感染症による死亡が減少し，脳血管疾患が死亡原因の第1位を占めるようになったが，これと並行してがんによる死亡が増加を続け，昭和56（1981）年には死亡原因の第1位となった。厚生省（当時）はこのような疾病構造の変化を予測して昭和33年から2年ごとに悪性新生物実態調査（第1次〜第3次）を実施し，その結果に基づいて，昭和40年に「がん対策の推進について」をまとめ，「がん対策の5本柱」として，①がんに対する正しい広報・衛生教育，②健康診断の実施，③専門医療機関の整備，④専門技術者の養成訓練，⑤がん研究の推進を定めた。これらは現在でも当てはまる基本的な課題と言える。

　こうした動きのなかで，がん医療とがん研究の中核機能を果たすべく，国立がんセンターが昭和37年にがん専門医療施設として設立された。がんが脳卒中を抜いて死亡原因の第1位となった翌年（昭和58年）に老人保健法に基づいて，市町村のがん検診（胃がん，子宮頸がん）が開始された。昭和61年に当時の中曾根康弘総理大臣は，分子生物学の発達によって発がんのメカニズムが次第に明らかにされつつある時代にあって，がん研究を強力に推進してがん征圧を図れば，人類全体の幸福につながるとの考えのもと，総合的ながん対策戦略の策定を厚生大臣（当時）に指示した。これを起点として検討が重ねられ，「がん対策専門家会議」の報告に基づいて，昭和58年6月に「対がん10か年総合戦略」（第1次）が閣僚会議で決定された。同戦略は，厚生省，文部省（当時），科学技術庁（当時）が協力し，10年間で1000億円以上の予算を投入して進められた結果，がん関連遺伝子やC型肝炎ウイルスの発見など多く重要な成果が得られた。

平成6（1994）年からスタートしたがん克服新10か年戦略では，過去の10年間の成果を踏まえ，「がんの本態解明からがん克服へ」を目標として，臨床や予防研究の重点的な推進が図られた．こうした国家戦略によって，がんは複数の遺伝子の異常が積み重なって発生・進展する病気であるという概念が確立し，早期発見のための診断法，標準的な治療法などの開発が進められ，胃がん，子宮がんなどの死亡率の減少がもたらされた．一方で，欧米に多かった大腸がん，乳がん，前立腺がんなどがその間にわが国において増加し，全がんの年齢調整死亡率は減少に転じたが，罹患率は男女とも増加していることが明らかとなった．

平成16年にスタートした第3次対がん10か年総合戦略は，「がんの罹患率と死亡率の激減を目指して」をキャッチフレーズとして，ゲノム研究や分子標的などの新技術を駆使してがんのより深い本態解明とこれに基づく革新的な予防，診断，治療法の開発と全国どこでも質の高いがん医療を受けられるよう「均てん化」を図ることが設定された．平成18年に成立したがん対策基本法で掲げられたがん医療の均てん化の概念はすでに第3次総合戦略に位置づけられていたのである．第3次総合戦略は平成25年度をもって終了となるが，がん医療・研究は確実に前進する一方，難治がんや稀少がんに対する治療法や，分子マーカーに基づく個別化最適治療など解決すべき重要な課題があり，引き続きがんを克服するための国家的な次期総合戦略を策定中である．

● b. がん対策基本法の成立まで

がん対策の法制化の最初の動きは，昭和43年に日本対がん協会の「第1回ガン征圧全国大会」での決議にあるとされている．同協会は昭和56年に「がん予防対策の法制化」の要望書を国会と厚生省に提出した．その後，法制化の動きは沈静化していたが，平成13年ごろから，がん患者らの請願運動が活発化し，平成17年に大阪で開催された「第1回がん患者大集会」で高揚を迎えた．こうした動きに応じて国会内で各党の議員を中心に，がん対策の法制化に関する代表質問が相次ぎ，超党派での「提案者会議」において，法制の一本化への調整が進められ，同時にがん患者や家族が参画する「がん対策推進協議会」の設置を盛り込む合意案が確認された．そして，与党案，民主党案ともに

撤回され，改めて4会派共同提案として提出された「がん対策基本法」[1]が6月16日の衆議院本会議において全会一致で可決成立した。

● c. がん対策基本法の内容とその意義

がん対策基本法は4章立ての本則20条で構成されている。基本計画の概要[2]を図1に示す。

第1章の総則において，この法律の目的は，がんが国民の生命および健康にとって重大な問題となっているとの現状認識に立って，「基本理念を定め，国，地方公共団体，医療保険者，国民及び医師等の責務を明らかにし，並びにがん対策の推進に関する計画の策定について定めるとともに，がん対策の基本となる事項を定めることにより，がん対策を総合的かつ計画的に推進すること」とした。また，国民の責務として「喫煙，食生活，運動その他の生活習慣が健康に及ぼす影響等がんに関する正しい知識を持ち，がんの予防に必要な注意を払うよう努めるとともに，必要に応じ，がん検診を受けるよう努めなければなら

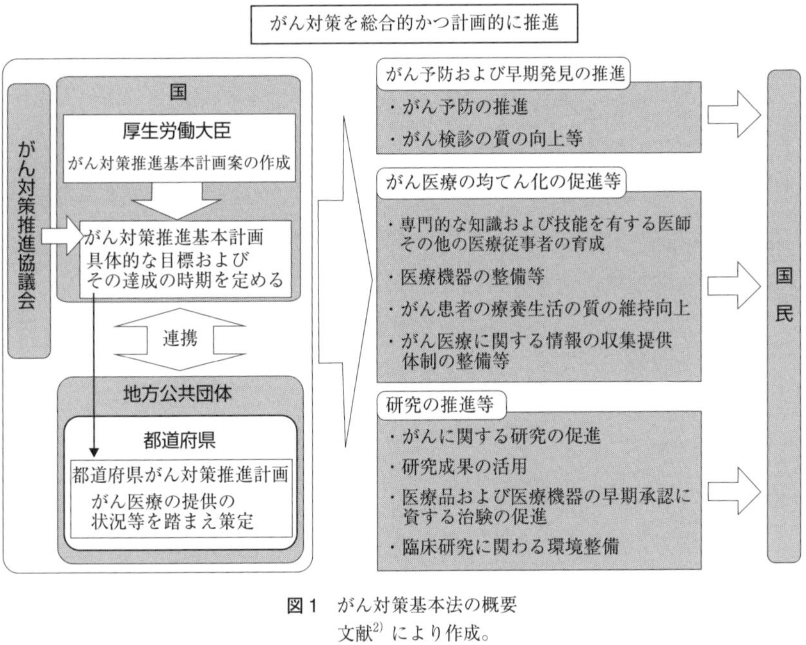

図1 がん対策基本法の概要
文献[2]により作成。

ない」と明記された。国民の責務としてがん克服に主体的に関わる必要性が法律に書き込まれた，前例のない画期的な事項である。

第2章は，がん対策推進基本計画について記されている。計画の策定にあたっては，当該施策の具体的な目標およびその達成の時期を定めること，がん対策推進協議会の意見を聴くこと，対策の効果についての評価を踏まえて，少なくとも5年ごとに見直すことを規定した。

第3章は，基本的施策である。

第1節は，「がんの予防及び早期発見の推進」として，がん予防に関する啓発と知識の普及，がん検診の質の向上のために必要な施策を講ずるものと定めている。

第2節は，「がん医療の均てん化の促進」として，がんに専門的な医療従事者の育成，がん患者がその居住する地域にかかわらず等しく適切ながん医療を受けることができるよう医療機関の整備を図ること，がん患者の療養生活の質の維持向上のための施策，がん医療に関する情報の収集提供体制，相談支援などの推進に必要な施策を講ずることが定められた。

第3節は，「研究の推進等」として，がんの本態解明，革新的ながんの予防，診断および治療法の開発，治験の活性化，標準的治療法の開発のための臨床研究の環境整備に必要な施策を講ずるものとした。

第4章は，がん対策推進協議会について定めている。この章は，当初の与党案にはなく，提案者会議の合意によって新設されたものである。本協議会は，診療報酬の改定を協議する中央社会保険医療協議会（中医協）と同列に位置づけられ，がん対策推進基本計画の立案に積極的に関与することが期待されている。委員には，がん患者およびその家族または遺族を代表する者を含めた構成とすることが明記されたが，がん患者が初めてがん対策の政策立案に参画することの意義を十分に活かす必要がある。

● d. 新しいがん対策推進基本計画のあらまし

がん対策推進基本企画（基本計画）は，がん対策基本法に基づいて，がん患者・家族の代表が参画するがん対策推進協議会の意見を受けて政府が策定し，平成19年6月に実施された[3]。そして，5年後の見直しにおいて，この間の計

画実施状況やがんを取り巻く環境の変化に対応する新たな基本計画が平成24年6月に閣議決定された[4]。各都道府県はこれに基づいてそれぞれの地域の特性に応じた自主的な都道府県がん対策推進計画を策定することとされている。

重点的に取り組むべき課題として，以下の4項目とそれぞれの分野別の施策と個別目標が数値目標を含めて掲げられている。新たな基本計画の骨子を図2に示す。

① 放射線治療，化学療法，手術療法のさらなる充実と，これらを専門的に行う医療従事者の育成： がん医療を専門的に行う医療従事者の育成を図り，3年以内にすべての拠点病院にチーム医療体制を整備することにより，放射線治療，化学療法，手術療法やこれらを組み合わせた集学的治療の質の向上を目指すこととしている。

② がんと診断された時からの緩和ケアの推進： 従来は，がんの治療初期からの緩和ケアは，診断された時から緩和ケアの提供に変更された。個別目標として5年以内にがん診療に関わるすべての医療従事者が緩和ケア研修を受けること，3年以内に拠点病院の緩和ケアチームや緩和ケア外来の充実を図ると

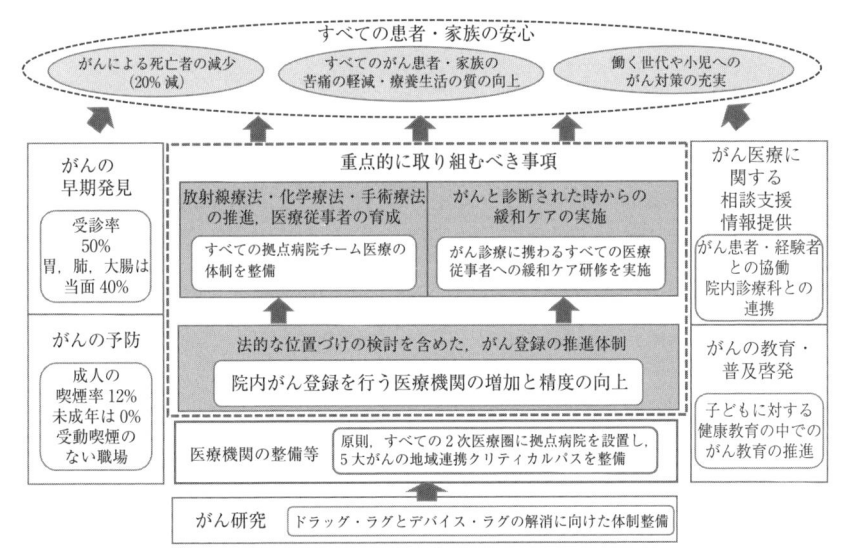

図2 新しいがん対策推進基本計画の骨子
文献[4]により作成。

されている。現在，がん医療のすべての過程で必要とされる緩和ケアの質の向上を図るために，あり方検討会での検討が進められている。

③がん登録の推進： がん登録は，法的な位置づけの検討も含めて推進する体制整備と精度向上を目指すこととした。がん登録については，平成24年6月にまとめられた医療イノベーション5か年戦略において平成25年度内の法制化を目指すと明記された。がん登録は，罹患率や生存率の基づく科学的ながん対策の立案と評価に不可欠であり，早期の法制化が期待されている。

④働く世代や小児へのがん対策の充実： 新たに設定された重点項目である。女性のがんへの対策，就労に関する問題への対応，働く世代の検診受診率の向上，小児がん対策などへの取り組みを推進し，がんになっても安心して働き暮らせる社会の構築を目指す。個別目標として，5年以内に小児がん拠点病院と中核的な機関を整備するとしている。

その他の分野別の施策として，在宅医療，介護サービス提供体制の構築，医薬品・医療機器の早期開発・承認に向けた取り組みを着実に実施することが示されている。がん予防として，10年以内に成人の喫煙率を12％，職場では8年以内に受動喫煙のない職場の実現，がんの早期発見として，がん検診の受診率を5年以内に50％（胃，肺，大腸は当面40％）を達成することとしている。がん研究に関しては，2年以内に新たな総合的がん研究戦略を策定することが明記された。たばこ対策で具体的な数値目標が示されたことの意義は大きく，実施に向けた都道府県の取り組みが注目される。

以上の施策を通じて全体目標として，①がんによる死亡者の減少（75歳未満の年齢調整死亡率20％減少），②すべてのがん患者とその家族の苦痛の軽減と療養生活の質の維持向上，③がんになっても安心して暮らせる社会の構築を目指すこととしている。

● e. がん対策情報センターの役割

がん対策情報センター（以下，情報センター）は，「がん難民」をつくらないという強い願いのもと，がん対策基本法に則り，国立がんセンターに設置された[5, 6]。厚生労働省やがん診療連携拠点病院と協働して教育研修，情報の普及，患者やその家族の継続的なケアに資するための企画，調整，評価など，わ

が国のがん対策を推進するための中心的な役割を果たすことが期待されている。

情報センターは，以下の5つの機能を通じて使命の達成に努めている。

① がん医療情報提供機能： 国民に対して，がんに関する信頼のおける情報をわかりやすく提供する。

② がんサーベイランス機能： 正確で役に立つがんの統計情報の整備，がん登録の標準化と精度の向上，がん登録を担う人材の育成，がん対策の立案と評価に役立つ統計情報のわかりやすい提供などが期待されている。

③ がん診療支援機能： 全国のがん診療施設や医療従事者に向けて病理診断，画像診断，放射線治療品質管理などの支援を行う。

④ がん研修支援機能： がん医療の均てん化を推進するために，がん対策にかかる各種研修の企画・調整を行う。

⑤ たばこ政策支援機能： 国際水準のたばこ政策をわが国において推進するため，たばこ政策にかかる各種の研究と提言を行う。

● f. がん診療連携拠点病院の役割と要件

がん診療連携拠点病院（拠点病院）は，全国どこでも質の高いがん医療を提供することができるよう，がん医療の均てん化を目指して整備が進められてきた。平成25年4月現在で都道府県拠点病院は51施設，2次医療圏に原則1か所の地域拠点病院は344施設および国立がん研究センター中央病院および東病院を合わせて計397施設が指定されている。国立がん研究センターは中核機関として拠点病院への診療支援，医療従事者の育成，情報発信等の役割を担い，拠点病院は専門的ながん医療の提供，地域でのがん診療の連携協力体制の構築，がん患者に対する相談支援と情報提供を主な役割としている。

主な指定要件[7]を以下に示す。

① 診療体制

・診療機能として，集学的治療を提供する体制と診療ガイドラインに準拠する標準的治療を提供できること。

・化学療法の提供として，外来化学療法を受ける患者が緊急時に入院できる体制の確保，化学療法レジメンを審査し，管理する委員会を設置するこ

と。
- 緩和ケアの提供体制として，医師，看護師を含む多職種からなる緩和ケアチームを整備して組織上に位置づけるとともに，適切な緩和ケアを提供すること。
- 病病連携・病診連携として，5大がんについて地域連携クリティカルパスを活用して，地域の医療機関連携を図ること。
- セカンドオピニオンの提示体制として，主治医以外の第三者の医師による医療上の意見を提示する体制を整備すること。

② 医療従事者： 放射線療法ならびに化学療法に専門的な医師を専任でそれぞれ1名以上，身体症状の緩和に専門的に関わる医師および精神症状の緩和に関わる医師を緩和ケアチームにそれぞれ1名以上配置すること。専門的な診療放射線技師，看護師，薬剤師などのコメディカルスタッフを配置すること。

③ 医療施設： 年間入院がん患者数は1200人以上が望ましく，体外照射用の放射線治療機器の設置，外来化学療法室が必須とされ，敷地内禁煙を条件としている。

④ 研修の実施体制： 地域の医師への緩和ケア研修，ならびに早期診断，放射線治療，化学療法等に関する研修やカンファランスを毎年定期的に実施すること。

⑤ 相談支援センター： 院内の見やすい場所に案内を掲示して広報に努めるとともに，国立がん研究センターによる研修を修了した専従および専任の相談員をそれぞれ1名以上配置すること，業務として，がん医療にかかる一般的な情報提供のほかに地域の医療機関の情報収集と提供，療養上の相談などが示されている。

⑥ 院内がん登録： 「標準登録様式」による登録を実施することとし，国立がん研究センターによる研修を受講した専任の登録実務者を1名以上配置すること，登録集計データをがん対策情報センターに提供すること，地域がん登録事業に協力することとしている。

なお，指定要件については，がん診療提供体制のあり方検討会で見直しが予定されている。

〔堀田知光〕

文　　献

1） がん対策基本法（平成 18 年法律第 98 号）（http://law.e-gov.go.jp/announce/H18HO098.html）
2） がん対策基本法の概要（http://www.mhlw.go.jp/shingi/2007/06/dl/s0615-1c.pdf）
3） 「がん対策推進基本計画」の策定について（平成 19 年 6 月 15 日）（http://www.mhlw.go.jp/shingi/2007/06/s0615-1.html）
4） 「がん対策推進基本計画」の変更について（平成 24 年 6 月 8 日）（http://www.mhlw.go.jp/stf/houdou/2r9852000002bp3v.html）
5） がん対策情報センターについて（http://www.ncc.go.jp/jp/cis/about.html）
6） がん情報サービス（国立がん研究センターがん対策情報センター）（http://ganjoho.jp/public/index.html）
7） がん診療連携拠点病院の整備に関する指針の一部改正について（健発 0229 第 4 号，平成 23 年 3 月 29 日）（http://www.mhlw.go.jp/bunya/kenkou/dl/gan_byoin02.pdf）

3 主要ながんの概要

● a. 血液腫瘍

　血液腫瘍とは，白血病，悪性リンパ腫，多発性骨髄腫などの疾患で，日本人のがん全体の5%程度を占める比較的まれながんである。それにもかかわらず，「がん哲学外来コーディネーター」として血液腫瘍を学ぶ必要があるのは，その診断・治療法が日進月歩であり，未来のがん診療の姿を映し出しているためである。21世紀を迎えてがん治療は大きく変貌している。ヒトおよびがんのゲノム情報が解読され，それに基づいたゲノム創薬や個別化治療が実現しつつある。再生医療も行われている。ここでは，血液腫瘍診療におけるこれらの具体例を示す。また，血液腫瘍に罹患した患者さんと対話するに際しては血液腫瘍に特徴的な問題点を理解しておくことも役立つので，最後にそれらについて解説する。

1）血液腫瘍の分類と症状

　血液腫瘍の分類は複雑である。時代が進むにつれて新たな知見を取り入れて，さらに細分化される傾向にある。これは予後を予測し，最適な治療法を決定することを目的としている。ここでは，簡略化した分類を図1に示す。

　白血病は，骨髄の未熟血液細胞が腫瘍化した疾患である。骨髄内で白血病細胞が増えると正常の造血が障害されて，好中球減少，貧血，血小板減少をきたす。好中球が減少すると感染防御能が低下して日和見感染を起こす。風邪が治りにくい，原因不明の発熱，肺炎などの症状が認められる。貧血になると全身倦怠感，易疲労感，労作時動悸，息切れなどの症状が認められる。血小板が減少すると出血傾向をきたし，歯磨きや髭剃り時の出血が止まりにくい，下血，月経過多，紫斑などの症状が認められる。

　リンパ腫は，リンパ節のリンパ球が腫瘍化した疾患である。リンパ節以外に

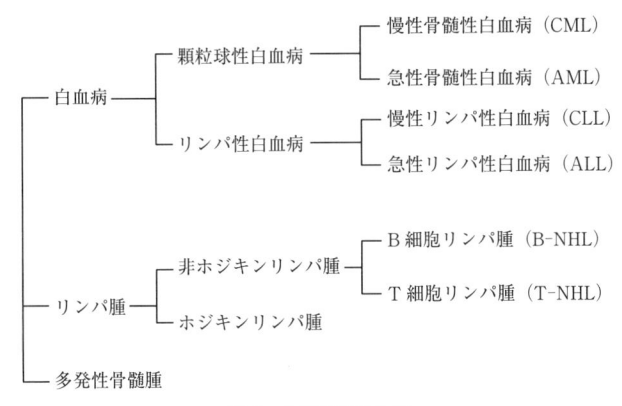

```
                         ┌─ 慢性骨髄性白血病（CML）
          ┌─ 顆粒球性白血病 ─┤
          │              └─ 急性骨髄性白血病（AML）
    ┌─ 白血病 ─┤
    │     │              ┌─ 慢性リンパ性白血病（CLL）
    │     └─ リンパ性白血病 ─┤
    │                    └─ 急性リンパ性白血病（ALL）
    │
    │                    ┌─ B 細胞リンパ腫（B-NHL）
    │     ┌─ 非ホジキンリンパ腫 ─┤
    ├─ リンパ腫 ─┤          └─ T 細胞リンパ腫（T-NHL）
    │         └─ ホジキンリンパ腫
    │
    └─ 多発性骨髄腫
```

図1　血液腫瘍の分類

も全身の臓器でリンパ腫細胞が増えて，それぞれの臓器障害をきたす。リンパ節などの腫瘤により診断されることが多いが，原因不明の発熱，体重減少，寝汗などをきたすこともある。

多発性骨髄腫は，骨髄の形質細胞が腫瘍化した疾患である。形質細胞は抗体を作る細胞であるが，これが腫瘍化すると単一で異常な抗体が産生され，腎障害などの臓器障害をきたす。また，骨の中で形質細胞が増えることにより骨破壊が進み，病的骨折を起こす。

以上のように血液腫瘍は多彩な症状をきたすため，診断が困難であることも珍しくない。

2）慢性骨髄性白血病の治療
―ゲノム創薬の成功によりもたらされた劇的な予後の改善―

1847 年にドイツの病理学者ルドルフ・ウィルヒョウが白血病を見出して以来，長い間この疾患は不治の病であった。図2に，慢性骨髄性白血病の時代別の生命予後を示す。1960 年代にはブスルファンなどの抗がん剤で治療されていたが，ほとんどの患者さんは数年で死亡していた。1970 年代には骨髄移植療法が開発された。1980 年代以降は移植療法の改良とインターフェロンの登場で治療成績が向上したが，それでも治癒する患者さんは 40％ 程度であった。

ところが 2001 年に画期的な薬剤が開発された。分子標的治療薬のイマチニブである。この薬の登場で，図2に示すように 2001 年以降は 95％ の患者さん

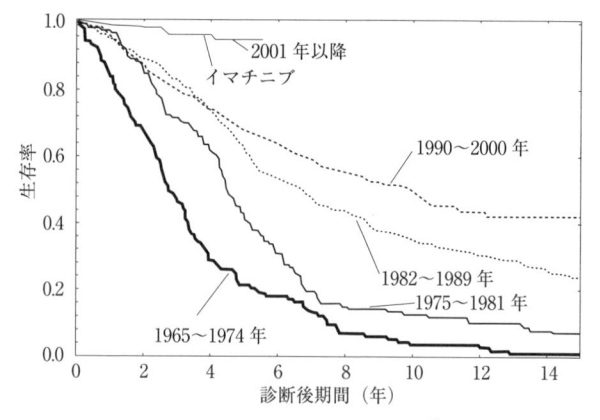

図2 慢性骨髄性白血病の生存曲線（文献[1]を改変）
年代別に慢性骨髄性白血病の全生存率を示した。

が治癒するようになったのである．イマチニブの開発の背景には慢性骨髄性白血病の原因遺伝子である *bcr-abl* の発見，遺伝情報の解読，そして分子構造の解明がある．がんの原因となる分子の構造からその働きを阻害する分子を理論的にデザインして薬を創り出す技術を「分子創薬」というが，イマチニブはその輝かしい最初の成功例であった．

3) 悪性リンパ腫の治療―個別化治療―

　悪性リンパ腫の治療には，1980年代から1990年代にかけて，複数の抗がん剤を組み合わせたさまざまな多剤併用療法が開発され，その優劣が比較されてきた．しかし結局，どのレジメン（薬剤の種類，用量，用法，投与期間などを示した計画書）も，1976年に開発されたCHOP療法（シクロフォスファミド＋ドキソルビシン＋ビンクリスチン＋プレドニゾロン）の治療成績を凌駕できていないことが1993年に報告された．ちょうどそのころ，Bリンパ球特異的な表面分子であるCD20を標的とする抗体薬リツキシマブが開発され，それとCHOP療法を組み合わせたR-CHOP療法がCHOP療法より優れていることが2003年に報告された（図3）．その後，さまざまな抗体薬が開発され，2012年にはTリンパ球特異的な表面分子であるCCR4を標的とする抗体薬モガムリズマブが成人性T細胞リンパ腫の特効薬として発売された．このように，悪性リンパ腫の治療は細胞の性質に応じた「個別化治療」が成功を収めており，

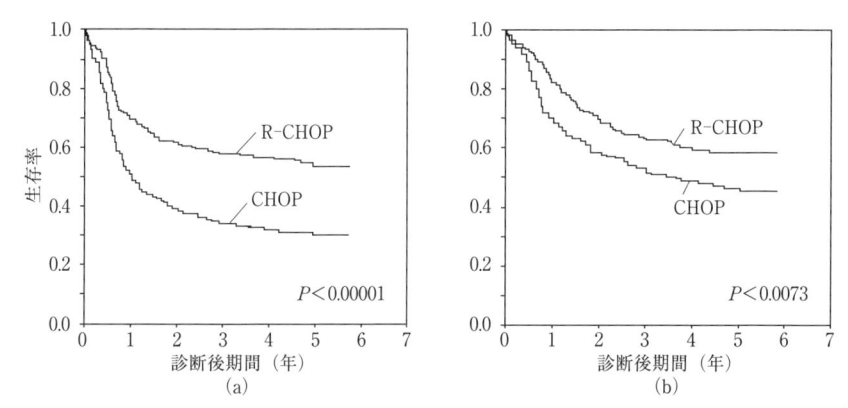

図3 びまん性大細胞性B細胞リンパ腫に対するCHOP療法とR-CHOP療法を比較した治療成績[3]
(a) 無病生存率, (b) 全生存率。

今後もさまざまな抗体薬が利用できるようになるであろう。

4) 造血幹細胞移植―再生医療の成功例―

iPS細胞(人工多能性幹細胞)を開発した山中伸弥教授が2012年のノーベル医学・生理学賞を受賞したことから,わが国では「再生医療」は小学生でも知っている言葉となった。実は再生医療の最初の成功例は,造血幹細胞を移植して血液を再生させる骨髄移植療法であり,この開発者である米国のエドワード・ドナル・トーマス博士も1990年にノーベル医学・生理学賞を受賞している。造血幹細胞移植は大量の抗がん剤と全身放射線照射により体内の白血病を死滅させ,その後に骨髄,末梢血,臍帯血などの幹細胞を移植する治療法である。臍帯血バンクの整備により,より多くの患者さんが必要なときに幹細胞を利用できるようになった。また,支持療法や免疫抑制剤の進歩により,現在では高齢者にも安全に造血幹細胞移植を行うことができるようになっている。

5) 血液腫瘍に罹患した患者さんがたどる経過と抱える問題

ここまで解説してきたように,血液腫瘍の治療成績は,新たな技術革新により年々向上している。白血病,悪性リンパ腫,多発性骨髄腫のいずれも,初回治療による完全寛解率(病理検査や画像検査では体内の腫瘍細胞を検出できなくなっている状態)が上昇している。このまま治癒する患者さんもいるが,やがて再発する場合もある。再発するのは,通常の検査では検出できない程度の

少数のがん細胞が体内に潜んでいてそれらが再び増えてきたためである。再発した患者さんは新たな治療を繰り返すが，再発するたびにがん細胞は治療に対する抵抗性を獲得し，やがて薬が効かなくなる場合もある。しかし，他のがんに比べて血液腫瘍は治療の選択肢が多いため，緩和ケアに移行するよりは最後までさまざまな治療を試みることも多い。

病名告知が普及したことにより，病期の各段階で患者さんと話しながら，希望に沿った治療を進めていくことができる。この中で患者さんが抱える問題として，以下のようなものがあげられる。①〜④は薬剤の副作用によるもの，⑤は医療経済的な問題である。

① 脱毛，皮膚の色素沈着などの外形的な変化： 抗がん剤はがん細胞と同時に正常な細胞も攻撃するために，分裂の盛んな毛根細胞が傷害を受けて脱毛をきたすことがある。これは，抗がん剤の種類による。また，治療が終了すれば必ず発毛する。特に女性にとっては脱毛は大きな問題であるが，最近は精巧にできたカツラも利用できるようになった。また，抗がん剤治療を繰り返すことによって，全身の皮膚の色素沈着をきたすこともある。これらの外形的な変化は患者さんの自己イメージを脅かすものであり，精神的なサポートを必要とする。

② 不妊： 抗がん剤治療により精子，卵子も傷害を受ける。治療前に精子，卵子の保存をすることも可能である。血液腫瘍は若年者にも発症する悪性腫瘍であるため，将来のことも考えて主治医と十分に話し合っておくことが必要である。

③ 成長障害： 小児の白血病の治療成績は飛躍的に向上し，治癒して成人に達する機会が増えている。一方，発育期に抗がん剤治療や放射線治療を受けることにより，さまざまな成長障害をきたすことが報告されている。

④ 二次発がん： 多くの抗がん剤は同時に発がん剤でもある。したがって，抗がん剤によりがんが治った後に，数年を経てその副作用として二次発がんが起こることがある。二次発がんの中で血液腫瘍は頻度が高いものの一つである。

⑤ 高額な薬剤費： 先に紹介したように，新たな治療薬として分子標的薬や抗体薬が臨床現場に導入されている。これらの薬剤には高額な薬価が設定されており，医療費の高騰と患者さんの経済負担が問題になっている。

〔安藤　潔〕

文　献

1) Jabbour, E. *et al.*：Optimal first-line treatment of chronic myeloid leukemia. How to use imatinib and what role for newer drugs?　*Oncology*，**21**：653-662, 2007.
2) Druker, B. J. and Lydon, N. B.：Lessons learned from the development of an Abl tyrosine kinase inhibitor for chronic myelogenous leukemia. *J. Clin. Invest.*，**105**：3-7, 2000.
3) Coiffer, B. *et al.*：CHOP chemotherapy plus rituximab compared with CHOP alone in elderly patients with diffuse large-B-cell lymphoma. *N. Engl. J. Med.*，**346**：235-242, 2002.

● b. 肺 が ん

1) 増え続ける肺がん

　日本人において発症するがんでは胃がんが最も多く，結腸と直腸を合わせた大腸がんが2番目で，肺がんの発症数は国民全体では3番目である（2007年）。年間で新たに約9万人以上が肺がんを発症している。単純に計算して1日256人である。一方，日本人のがんによる死亡数の第1位は胃がんではなく肺がんで，年間7万人以上が死亡している（2011年）[1]。肺がんは他のがんよりも発症後の生存率が低いことが問題である。また，肺がんは高齢者に多いため，高齢化が進み，過去の喫煙率が高かったわが国では，肺がん患者さんは今後しばらく増え続けるであろう。

2) 種　類

　肺がんには大きく分けて非小細胞肺がんと小細胞肺がんの2種類があり，これは顕微鏡でがん細胞をみて分類される（組織学的分類）。非小細胞肺がんは

表1　肺がんの組織学的分類と特徴

組織分類	さらなる分類	好発部位*	特徴
非小細胞肺がん	腺がん	肺野	・全体で最も多い ・非喫煙者や女性にも多い ・遠隔転移しやすい ・上皮成長因子受容体（EGFR）の遺伝子変異を持つ場合がある
	扁平上皮がん	肺門，肺野	喫煙者に多い
	大細胞がん	肺野	増殖が速いことが多い
小細胞肺がん		肺門	・喫煙者に多い ・抗がん剤や放射線療法に反応しやすいものの，再増悪しやすく予後不良 ・遠隔転移しやすい

*肺門は口に近い中枢の空気の通り道（気道），肺野は末梢の肺を指す。

さらに扁平上皮がん，腺がん，大細胞がんに分けられる（表1）。

　また，最近は「特定の遺伝子変異」がある肺がんとそれがないものに分類され，これはがん細胞から遺伝子を取り出して調べる（遺伝子による分類）。肺がんの診療のスタートにおいては，各種の検査によってがん細胞や組織そのものを採取することが必須である。特定の遺伝子変化がある場合に治療効果が高い薬があるため，有効な薬剤を使用する機会を逃さないようにしっかり検査をすべきである。いずれにしても，組織学的あるいは遺伝子学的に正しい診断をすることが適切な治療に結びつく。

3）症　状

　肺がんの一般的な症状としては，治りにくい咳や痰，血痰，胸の痛みや呼吸困難などがある。脳転移による手足の麻痺や骨転移による骨の痛みといった，胸部以外への転移による症状で発症することもある。また，初期の肺がんでは自覚症状が全くないこともある。

4）検査と病期（ステージ）

　肺がんの診断にはさまざまな方法がある。早期発見やスクリーニング（がんがあるかを大まかに判別すること）のために胸部X線（レントゲン）写真，痰の細胞診検査が行われる。精密な検査やステージの決定・転移の発見には，胸部を含めた全身のCTやMRI，陽電子放射断層撮影（PET）などが実施される。がん細胞を採取するために内視鏡検査（気管支鏡）がある。血液検査で腫瘍マーカーを測定することが可能であるが，マーカーの値はある程度がんが大きくならないと上昇しないため，早期がんの発見には無効である。

　肺がんは腫瘍の大きさ，リンパ節への転移の状況，胸部以外への遠隔部位への転移や胸水の有無の組み合わせで病期（ステージ）をⅠ，Ⅱ，Ⅲ，Ⅳ期の4つに決定する。それぞれのステージはさらにIA期，IB期のように細分化される。各ステージにより治療方法と予後が異なるため，正確なステージの評価が重要である。ステージがⅠ期あるいはⅡ期の場合とⅢ期の一部の患者さんでは一般的に根治を目指した治療が行われる。しかし，Ⅲ期の多くとⅣ期の患者さんでは残念なことに根治が望めない。病気が縮小しても，最終的には再増悪が起こる。このため，ステージの進んだ患者さんでは延命や症状緩和を目指した治療を行うことになる。治療のゴールが異なるため，正しくステージを評価し

た上で,患者さんと家族と医療従事者が何を大事にした治療を実施するかを十分に話し合って治療に臨むことが必須である。

5) 治療方法（表2）

肺がんの治療には,大きく分けて3つの方法がある。手術療法,放射線療法,化学療法である。小細胞肺がんは,抗がん剤と放射線治療を単独あるいは組み合わせて治療を行う。以下では,非小細胞肺がんの治療について述べる。

① 手術療法： 一般的にステージがⅠ～Ⅱ期の場合,手術療法が選択される。手術も従来のように開胸術のほかに,胸に穴を数か所あけて内視鏡を挿入して行う胸腔鏡（きょうくうきょう）手術も行われるようになってきた。これら2つの方法には長所と短所があるため,手術の術式については外科医とよく相談することが重要である。

② 放射線療法： リニアックといわれる放射線照射装置を用い,そこから発生する高エネルギーのX線を病巣部にあてて治療を行う。根治的な治療法と対症的治療法がある。根治的治療はステージが早い患者さんに選択される。また,抗がん剤と併用して放射線治療を行うことがある。対症的照射は骨転移部の痛みや脳内の転移巣を小さくする目的で行う。放射線治療は身体に優しい治療であるが,副作用は無視できない。特にもともと間質性肺炎を持っている患者さんでは致命的になることがある。

近年,粒子線治療（陽子線や重粒子線）が国内の一部施設で行われるようになっている。粒子線治療は従来のX線を用いた治療と比べてがん細胞へ与えるダメージが大きく,がん以外の正常な組織における影響が少ないとされており,今後発展する治療法であるが,肺がんにおける最適な照射法や治療スケジュールはまだ研究段階である。また,粒子線治療費は保険適応外であるため,

表2 非小細胞肺がんの治療方針

病期（ステージ）	Ⅰ～Ⅱ	ⅢA	ⅢB	Ⅳ
手術療法	○	○		
放射線療法	○	○	○	○*
放射線＋抗がん剤併用		○	○	
抗がん剤治療		○	○	○

＊対症療法で用いることがある。

経済的な負担が大きいという問題がある。

③ 化学療法： 近年の抗がん剤治療は，遺伝子変化や組織型によって薬剤を選択するようになっており，従来よりも個別化した治療が行われるようになっている。抗がん剤には，殺細胞性抗がん剤と分子標的治療薬がある（表3）。

分子標的薬はがん細胞が「特定の遺伝子の異常」を有する場合に著効する。言い換えると，特定の遺伝子変化がない場合には効果がほとんどないということである。この遺伝子変化は「ドライバーミューテーション」ともいわれ，がんの進展に大きく関わる異常であることがわかってきた。2004年にゲフィチニブが上皮成長因子受容体（EGFR）の遺伝子変異を持つがん細胞に著効することがわかって以来，肺がんの遺伝子変化について急激に研究が進んでいる。EGFR遺伝子異常以外にもALK・ROS1・RETと呼ばれる異常な融合遺伝子が発見されている。

抗がん剤には，どのような薬剤であっても必ず副作用がある。食欲の減少や吐き気，脱毛は，殺細胞性抗がん剤の代表的な副作用である。分子標的治療薬では下痢や皮疹が起こりやすい。頻度は低いが致死的な副作用が起こる場合もある。抗がん剤治療は十分な説明を受けたのちに，豊富な経験を有し，副作用に対応できる知識と技術のある医師のもとで実施すべきである。

④ 積極的な緩和ケア： どのような治療手段をとる際にも，緩和ケアの早期からの導入が重要である。かつて，「緩和ケアは，治癒を目指した有効な治療手段がなくなった患者さんに行う行為」と認識されていた時代があったが，

表3 肺がん治療に用いられる主な抗がん剤

分類	細分類	代表的な薬剤名（代表的商品名）
殺細胞性抗がん剤	白金製剤	シスプラチン，カルボプラチン
	新規抗がん剤	パクリタキセル（タキソール），ドセタキセル（タキソテール），ビノレルビン（ナベルビン），イリノテカン（トポテシン），ゲムシタビン（ジェムザール），ペメトレキセド（アリムタ），S-1（TS-1）
分子標的薬	チロシンキナーゼ阻害薬*	・EGFRの遺伝子変異に対するもの：ゲフィチニブ（イレッサ），エルロチニブ（タルセバ） ・ALK融合遺伝子に対するもの：クリゾチニブ（ザーコリ）
	血管新生阻害薬	ベバシズマブ（アバスチン）

*特定の遺伝子異常がある肺がんに対して有効。

今は違う。緩和ケアは，痛みを除いたり息苦しさを改善したりするための医療用麻薬（オピオイド）の使用や，狭くなった気管支を広げるステント治療，胸にたまった水（胸水）を取り除く治療など，多岐にわたる。また，心理社会的な問題やスピリチュアルな問題についても改善を試みる治療でもある。つまり，患者さんと家族の方々の生活の質（QOL）を向上させるアプローチ全体を緩和ケアと呼ぶようになってきた。肺がん患者さんにおいて，抗がん剤による治療と並行して，緩和ケアを早期から行うことで予後が改善するという研究報告がある[2]。適切な緩和ケアの提供は非常に重要で，痛みといった身体症状はもちろんのこと，気持ちのつらさといった心の症状も受け止めてもらえる場が身近にあるべきである。「がん哲学外来」は，従来からの医療現場に不足していた「対話」を提供する緩和ケアの一つであるといえるであろう。

⑤ 免疫療法： インターネット上では多数の免疫療法，あるいはそれに類似した名称の治療の宣伝がなされているが，残念なことに肺がんに有効な免疫治療はほとんどない。ごく一部の患者さんでは有効なこともあるようだが，基本的にはまだ実験的な治療である。保険適応もない。免疫療法を受けることを考える場合には，本当に自分の望む治療であるかどうか，十分な説明を受けていただきたい。もし治療の効果がなく症状が悪化した場合，その後の治療をその施設で行うことが可能かもあらかじめ確認する必要がある。

6）早期発見と予防

肺がんは，早期発見が難しいことが多いがんである。しかし，胸部X線写真，あるいは喫煙者を対象にした喀痰細胞診検査で早期発見される場合があるため，40歳以上の成人では肺がん検診を毎年受診すべきである。ただし，検診では見つからない肺がんもあり，禁煙による発症予防がより重要である。一定の基準を満たした医療機関では，保険診療による禁煙補助剤処方ができる。若年者への禁煙教育，受動喫煙の予防も重要である。

7）肺がんと診断されたときにはどうするか

がんに立ち向かう方法は人それぞれである。しかし，「正しい情報」を持つことはだれにとっても重要である。患者さんには，信頼できる主治医を探してなんでも率直に相談するようにしていただきたい。ステージや治療の計画，治療薬は，主治医から紙に書いてもらっておくとよい。相談や質問の内容は，あ

らかじめ書き出しておくなどして整理しておくとよいだろう．また，がん診療連携拠点病院などにある相談支援センターでは，肺がんに関する情報や各種の医療資源，高額医療費への対応についてなどの情報提供を行っている．各地のがん哲学外来で精神的なケアを受けることも有用である．十分な情報を得て，自分の納得できる治療ゴールを決め，それができるだけ達成できる治療を選択していただきたい．肺がんは必ずしも完治できるものではないが，希望を持って明るく生活することは可能である．

（石田　卓）

文　献
1) 「がんの統計」編集委員会：がんの統計 '12, 公益財団法人 がん研究振興財団, 2012.
2) Temel, J. S. et al.: Early palliative care for patients with metastatic non-small-cell lung cancer. N. Engl. J. Med., 363: 733-742, 2010.

● c. 消化器がん

「消化器がん」という言い方は，非常に漠然とした括りである．いわゆる消化器系に発生するがんであり，消化管由来のがんと，肝・胆・膵系のがんに大きく分けられる．消化管由来のがんでは，食道がん，胃がん，大腸がんが代表的で，このほか，小腸がん，虫垂がん，肛門管がんなども消化管由来であるが，頻度は圧倒的に低い．肝・胆・膵のがんは，主にウイルス発がんによる肝がんと，胆汁，膵液など消化液を分泌する胆道がん，膵がんに大別することも可能で，後者は臨床的に，似た要素も多いがんである．

1) 消化器がんの疫学

消化器がんは，がんの罹患者数，死亡者数ともに，日本では上位に位置し，全がん死亡の半数以上を消化器がんが占めるなど，がん診療では重要な領域である．2005年度に国立がん研究センターがまとめた，部位別の罹患者数を見ると，胃がん（第1位），大腸がん（結腸がん＋直腸がんとして，第2位），肝がん（第4位），膵がん（第5位），胆道がん（第6位），食道がん（第8位）となっており，肺がんを除けば，日本人の代表的ながんは消化器がんであると言っても過言でない．死亡者数でも，同様の傾向が見られ，消化器がんに対する対策は，日本人にとって極めて重要になってきている（表1）．

しかし，罹患者数，死亡者数を細かく見ていくと，同一年度でないので単純な解釈は困難であるものの，数字に大きな開きのあるものと，ほとんど両者に

表1 全がんにおける消化器がん死亡順

種類	全体	男性	女性
胃がん	2	2	3
大腸がん	3	3	1
肝がん	4	4	6
膵がん	5	5	4
胆道がん	6	8	7
食道がん	8	7	11

国立がん研究センターがん対策情報センター部位別がん統計により作成。

表2 日本の消化器がん罹患者数（2005年）・死亡者数（2009年）

種類	罹患者数	死亡者数
胃がん	117000	50000
大腸がん	105000	43000
肝がん	42000	33000
膵がん	25000	27000
胆道がん	18000	18000
食道がん	17000	12000

国立がん研究センターがん対策情報センター部位別がん統計により作成。

差がないものがある。疾患によって典型的な臨床経過が異なることが，この数値からも示唆されるものと思われる。

　すなわち，胃がん，大腸がんのように罹患者数と死亡者数に大きな開きがあるもの，肝がん，食道がんのように罹患者数と死亡者数に開きがあるが，幅が大きくないもの，そして，膵がん，胆道がんのように罹患者数と死亡者数にあまり差のないものに大きく三分される（表2）。罹患者数と死亡者数に差があるか否かは，調査年度も異なり，同一人物の経過を確認したものではないが，大まかに日本全体として，そのがんが罹患しても治癒が期待できる可能性がどの程度なのか予測する指標になりうるものと思われる。

　胃がん，大腸がんでは，内視鏡検査などの疾患を見出すためのスクリーニング手段が発達したことが，早期発見につながり，結果的に罹患しても死亡は免れることができている場合が多くなってきたことを示すと思われる。反対に膵がん，胆道がんでは，早期診断の困難さがあることが，死亡者数を低下させるに至っていない大きな要因となっていることが予測されるが，同じ早期がん同

士でも胃がん，大腸がんに比して，膵がん，胆道がんの治療成績は劣っており，治療の与えるインパクトの違いもあるものと思われる。中間的な位置づけとなる，肝がん，食道がんの状況では，肝がんの場合，異時性がんといい，一旦，切除などで根治的な治療を行っても，時間が経つと肝臓の別の場所に，新たにがんができる現象があり，根治的な治療イコール治癒と言い切れないこと，食道がんの場合は，胃がん，大腸がんと同じく管腔臓器でありながら，内視鏡での早期診断が難しいことが，今一つ治癒までの道のりを遠くしているものと思われる。いずれの領域も，診断・治療に関してこれで良いというゴールはないが，疾患ごとに診断，治療の面で個々の課題があることは事実であろう。

しかし，胃がんのように，徐々に減少に転じているものもあり，生活環境や習慣の改善により，発症自体を抑えることが可能だという証左ともなっており，発症予防の観点からも，さまざまな知見を実社会に取り入れていく段階にあると思われる。

2）診断・治療のシームレス化

消化器がんの疫学の部分で，近年の消化器がんの状況を概括してきたが，胃がん，大腸がんにおける，診断・治療の最近の話題に関して触れることとする。

胃がん，大腸がんでは，罹患者数と死亡者数に開きがあり，その要因として早期診断の重要性があることを述べてきた。そこで具体的な，診断から治療の流れに関して見ていくこととする。

よく，「胃カメラを飲んだ」など，日常会話で用いられるが，開発当初の胃カメラには，先端に小型カメラが実際に付いていた。医師は，皮膚を通してカメラのフラッシュが光る部位で，胃のどの辺りの写真を撮ったのか予想していたくらいである。簡単に言えば，胃の中を適当に写真に撮っていた。その後，ファイバースコープの時代となり，検査を行う術者が，見ながら観察する時代になった。グラスファイバーというのは，通信に使われる光ファイバーもそうであるが，単方向に光を伝える繊維であり，ファイバースコープには数百本の繊維が束ねられ，モザイク画のように胃の内腔を見ていたのである。詳細に観察しようと思うと，内視鏡が太く硬くなるというジレンマがあった。そして，

現在は電子スコープといって，小型 CCD カメラでビデオ映像を送り，テレビ画面で観察する時代となった．内視鏡は細く柔らかくなり，検査の苦痛が大幅に軽減されてきた．内視鏡は飲まなくても鼻の孔からできる時代である．内視鏡そのものの改良は，医療の受け手にとっても，心理面からの変革ともなり，意を決して検査するものから，語弊があるかもしれないが，美容院に行くように，開業医さんでちょっと検査してもらおうかな，という時代になった．そして，早期の胃がんや大腸がんが，どんどん見つかるようになったのである．

　その上，診断と治療のシームレス化が起こった．以前は，がんの診断が付けば，外科的切除（手術）を行うのが一般的であったが，今では，胃がん，大腸がん，食道がんの早期がんの大部分は，内視鏡的に根治切除が行われている．当初は，粘膜面のみに存在する，ごく早期のがんに限られていたが，もう少し進行したものでも粘膜下層切除という治療法が開発され，内視鏡医が診断し，内視鏡治療を行って根治治療が終了するという，診断と治療がシームレスな時代となった．胃がん，大腸がんの罹患者数，死亡者数に開きが生じ，早期診断，治癒のサイクルが回り始めているのには，このような，診断・技術の進歩とシームレス化が寄与していることは疑いようがない．

3）外科手術の標準化から低侵襲化

　消化器がんの外科療法に関して，概略を述べることとする．いわゆる，がんの三大治療は「手術・放射線・化学療法」であるが，今日でも外科療法が重要な地位を占めることは論を待たない．先ほど述べた，早期がんの内視鏡治療も広義の外科療法に含まれると思われるが，ここでは，いわゆる外科医の領域を取り上げる．

　まず，消化器がんの手術の基本的な考え方，標準術式に関してお話しする．標準術式というのは，外科学の進歩に沿って段階的に確立されてきた最適な術式のことである．例えば胃がんでは，胃の切除に関しては，胃全摘術，幽門側胃切除術，噴門側胃切除術などが病変部位によって選択され，胃を切除した後の腸のつなぎ方（再建術式）も規定されている．さらに，リンパ節郭清の範囲も第 2 群郭清が標準と決められている．これらは，手術成績と合併症を天秤にかけ，最適化されてきたものであり，絶対的なルールのようなものである．外科医は確立された手術を，安全・確実に行えるようトレーニングを受ける．

最近の外科の進歩とは，以上のような標準術式を踏まえながら，より低侵襲な方法を模索してきた歴史である．特に，腹腔鏡手術の導入は急速に，さまざまな手術に適用されている．腹部外科では，1990年に腹腔鏡下胆嚢摘出術，1991年に腹腔鏡下胃切除，1992年に腹腔鏡補助下結腸切除，1996年には胸腔鏡補助下食道切除術と次々に，鏡視下手術の領域が開拓されていった．さらには，複数の関節を持ったロボットアームで，微細な手術も行えるような，最先端技術までもが導入されつつあり，外科医の腕の時代から装置の時代に変革しつつあるとも言える．

4) がん薬物療法の進歩

　消化器がんの薬物療法に関しては，大きな変貌を遂げつつある領域の一つであると言える．特に，1990年代から「ニュードラッグ」と言われる，嘔気（吐き気）などの副作用が少ない抗がん剤の導入が進み，制吐剤の進歩と相まって，それまでの化学療法は入院で行うものという考え方から，化学療法は外来通院で行うものという一大転換が起こった．医療器具も発達し，在宅での持続静注を可能にする，中心静脈ポートの導入や，持続インフューザーの使用などにより，日常生活を送りながら，エビデンスに裏付けられた化学療法が実施可能になっている．

　表3に，代表的な進行・再発消化器がんに対する，化学療法の治療成績を示す．この表では，大腸がんの治療成績が優れているように見えるが，20年前では，大腸がんの治療成績は胃がんより劣るくらいであった．むしろ適応となる薬剤も少なく，今日から見れば，暗黒の時代であった．2000年前後から急速に治療成績が向上したが，オキサリプラチン，イリノテカンなどのニュード

表3　代表的な進行・再発消化器がんに対する化学療法の治療成績

種類	全生存期間	臨床試験名
胃がん	15か月	SPIRITS試験（2008年）
大腸がん	23か月	CRYSTAL試験（2010年）
肝がん	11か月	SHARP試験（2008年）
膵がん	10か月	GEST試験（2011年）
胆道がん	11か月	ABC-02試験（2010年）
食道がん	10か月前後	大規模試験なし

トラスツズマブ	パニツムマブ				
メソトレキセート	セツキシマブ				
タキサン	ベバシズマブ				
イリノテカン	イリノテカン	タキサン	ソラフェニブ	ゲムシタビン	エルロチニブ
シスプラチン	オキサリプラチン	シスプラチン	シスプラチン	シスプラチン	ゲムシタビン
5-FU	6-FU	5-FU	5-FU	5-FU	5-FU
胃がん	大腸がん	食道がん	肝がん	胆道がん	膵がん

図 消化器がんに用いられる抗がん剤（太枠は分子標的薬）

ラッグと，ベバシズマブ，セツキシマブ，パニツムマブなどの分子標的薬などの導入が，急速に治療成績の改善した理由となっている。

　さて，その分子標的薬であるが，2000年以降，消化器がんの各領域でも分子標的薬剤の導入が進み，治療成績の向上をもたらしてきた。消化器がんの領域で用いられる，代表的な薬剤を図に示す。この図から，大腸がん，胃がんには適応の薬剤が多いことと，食道がん，胆道がんを除く疾患では，分子標的薬が少なくとも1種類は承認されている状況であることがわかる。

　一方，分子標的薬により，今までにないパターンの有害事象（副作用）が生じることも知られ，皮膚科などの他の専門領域との協働も必要となっている。さらに，分子標的薬剤は1か月数十万といった単位の高額薬品であり，高額療養費制度などの活用によって手の届く治療とはなっているが，国民医療費の大きな部分を占めるようになってきている。そのため，社会経済的な問題も生じてきているといえよう。抗がん剤のみならず，新規に導入されてくるさまざまな特性をもった薬剤を使いこなすには，専門性の高い医師，看護師，薬剤師などの関与は欠かせず，消化器がん領域でも専門性の高い職能集団（チーム医療）の導入が進んでいる。特に，皮膚科や眼科など，従来あまり抗がん剤の副作用となじみがなかった領域での副作用管理が重要になってきており，複数の専門領域にまたがったバックアップ体制が求められるようになってきている。

〔加藤誠之〕

● d. 乳　が　ん

　乳がんは女性のがんで最も多く，日本女性の約 14 人中 1 人が一生涯の間に罹患すると考えられている。閉経後乳がんが多い欧米に比較して，日本では，社会の中心世代である 45 歳後半に発症のピークがある。さらに，罹患率が増加していることもあり，乳がんは日本女性の健康の大きな問題になっている。

　一方，乳がんの診療は，検診の利益と不利益，外科治療の縮小と生活の質（QOL）の高い手術術式，がんの性質に基づいた全身療法など，他のがん診療に先行して多くのことが行われてきた。

　がん哲学外来で乳がん患者さんやその周囲の方々を支えるときには，乳がんのことを少しでも知っておく方がよい。その理解の助けになる目的で，乳がんの疫学や検診，理解すべきその病態と治療などの基礎的知識について簡単に記述したい。

1) 乳がんの増加

　日本における乳がん罹患率は年々上昇し，女性のがんとしては最も多い。2015 年には，6 万人弱が発症すると考えられている（図1)[1]。先にも述べたが，日本では，14 人に 1 人の女性が生涯の間に乳がんになると考えられている。年齢別に乳がんの罹患率を見ると，1980 年から 2006 年までのどの時代においても，乳がん罹患率のピークは 40 歳代後半にある。すべての年齢で乳がんが多くなっていることより，当然，若い女性の乳がんが増えている。そのため，若い女性の乳がんが注目を浴びがちであるが，近年多くなっているのは，むしろ閉経後の乳がんである（図2)[2]。閉経前の乳がんが多いのが日本の特徴であったが，少しずつ欧米のように閉経後乳がんが多い傾向になってきている。

　死亡率も継続して上昇しており，2015 年の乳がん死亡数は約 11400 人に推計されている[3]。

2) 乳がん増加の理由

　乳がんの増加は，初潮年齢の低齢化，閉経年齢の高齢化，出産経験の減少，栄養が良くなったことによる高身長や肥満など，日本女性を取り巻く社会情勢や環境の変化が複合的に影響している。

3) 早期発見で生存率が高い

　乳がんは乳管内から発生する。乳がんが乳管内にとどまっているもの（非浸

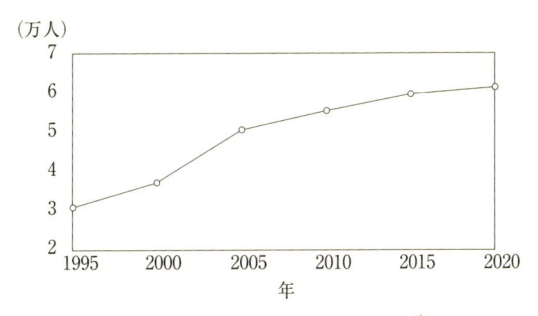

図1 乳がん罹患数の予測値と実測数[1]

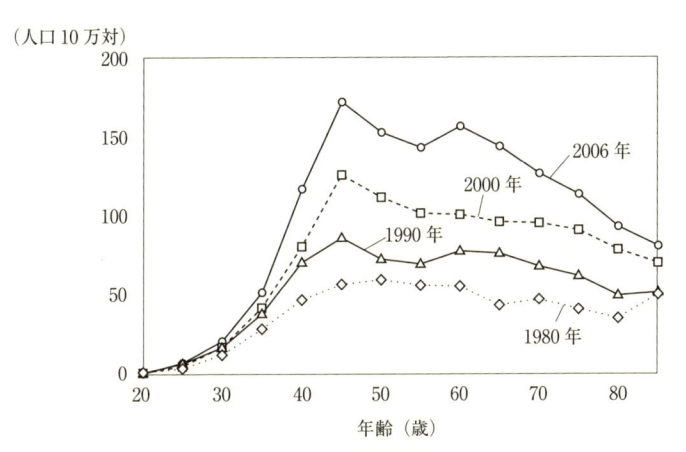

図2 乳がんの年齢別罹患率
文献[2]により作成。

潤性乳管がん）や乳管の外に進展（浸潤性乳管がん）しても，しこりの大きさが2 cm以下でリンパ節転移がないものなどを，早期乳がんと定義する．早期乳がんであれば，10生存率は90％以上である．一方，ステージIV期の乳がんの10年生存率は25％にすぎない（図3）[4]．

4）乳がん検診

① 目的：　乳がん検診の第1の目的は，乳がんからの救命，すなわち，乳がん死亡率の減少である．第2の目的は，乳がん治療時や治療後の機能温存やQOLの維持である．具体的には乳房温存療法や見張り（センチネル）リンパ節生検で終わる可能性を高くし，全身療法，特に副作用が強い化学療法を使用する必要性を低くすることである．

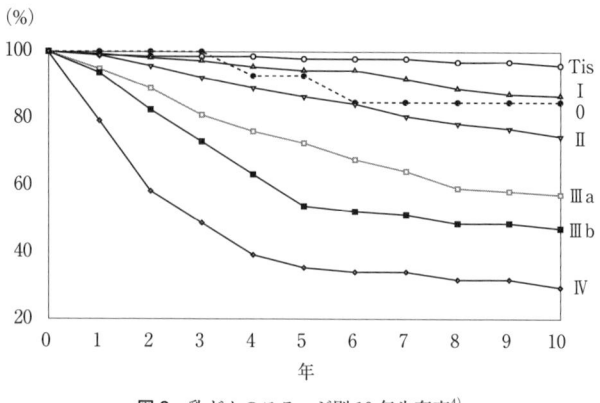

図3 乳がんのステージ別10年生存率[4]

②マンモグラフィ検診： 乳がん検診は，マンモグラフィを中心に行われている。マンモグラフィ検診については，50歳以上では，死亡率減少効果を示す十分な根拠があり，40歳代については，死亡率減少効果を示す相応な根拠があるとされている。そのため，市町村が行う対策型検診では，マンモグラフィを用いた検診が標準である。

③乳房超音波検診の有効性の検証： 40歳代は，乳腺組織が豊富なため，マンモグラフィによる検診精度に限界がある。臨床現場では乳房超音波検査が広く使用されているが，乳房超音波検査を乳がん検診に用いた場合の有効性は不明である。そこで，乳がん超音波検診の有効性を検証する研究（J-START）が進行している。

④検診の利益と不利益： マンモグラフィ検診には利益だけでなく，不利益がある。不利益は，偽陽性や経過観察の増加による精神的負担，追加の画像診断や生検の増加による負担や合併症，有益性がないあるいは乏しい乳がん治療の増加（例えば潜伏性乳がん）などである[5]。乳がん検診を考えるときには，不利益のことも考慮しなければならない時代になっている。

5）乳がんは全身の病気

乳腺組織から発生した乳がんは，比較的早い時期に全身に広がると考えられている。乳がんは，肺，肝臓，骨，脳などへの遠隔転移によって死に至る。したがって，遠隔転移を防ぐことが乳がんの予後を良くすることになる。

乳がんの全身療法には，ホルモン療法，化学療法，分子標的療法などがある。それに対して，手術や乳房への放射線療法などの局所療法は，全身療法に比べ生命予後に対する影響は大きくないと考えられている。そのため，手術は縮小し，ガイドラインに基づいた全身療法が広く行われている。

6）手術の縮小

乳がん手術の縮小傾向により，乳房切除術が減り，乳房温存手術の比率が高くなっている。2011年には全国の乳房温存手術施行率が約60％に達している（図4）[4]。聖マリアンナ医科大学においては，全国より10年前に乳房温存手術が乳がん手術術式の第1位になり，一時期は乳がん手術の70％を超えていた。しかし，無理に整容性の乏しい乳房温存手術を行うのは良くないとの考えより，最近では乳房温存手術がやや減り，乳腺を全切除して同時再建を行う症例が少しずつ増えている。

以前は，ほぼすべての乳がん手術で，脇の下（腋窩）のリンパ節を切除する手術（リンパ節郭清）が行われていた。腋窩リンパ節郭清を行うと，手術をした側の上肢に運動障害やむくみ，知覚傷害や疼痛などの術後合併症が起こることがある。このような合併症を起こさないために，見張り（センチネル）リンパ節生検が行われるようになった。見張りリンパ節は，乳がんが最初に転移をするリンパ節である。乳がんの手術中に見張りリンパ節を摘出し，そのリンパ節の迅速病理検査を行い，見張りリンパ節に乳がんの転移を認めなければ，リ

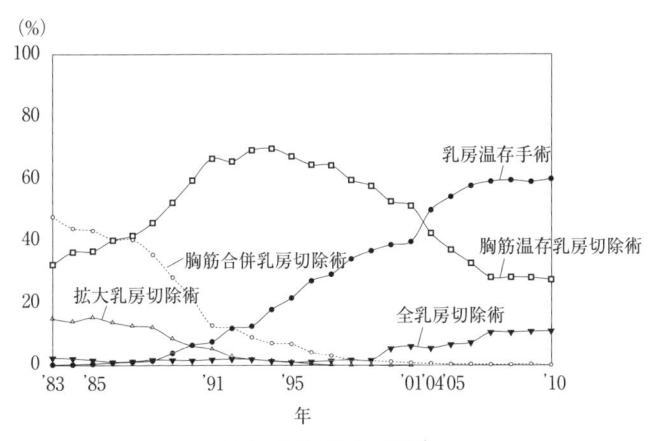

図4 乳がん術式の変遷[4]

ンパ節郭清を行わないで済ませるのが見張りリンパ節生検の目的である。聖マリアンナ医科大学では，70％以上の乳がんで腋窩リンパ節郭清を行っていない。

7）全身治療とガイドラインの進歩

乳がん診療では，多くのガイドラインが用いられている。その中でも，日本乳癌学会が作成した乳癌診療ガイドラインが日常診療の中で最も用いられている。さらに，このガイドラインを読み解くために，患者さんのための乳がん診療ガイドラインが整備されている。近年大きく進歩したホルモン療法，化学療法，分子標的療法などの全身療法のタイミングや組み合わせは，ガイドラインに則って行われる。

8）乳がんのサブグループ（サブタイプ）

乳がんは，先天的あるいは後天的にDNAに傷がついた（遺伝子変異）病気と考えられている。

乳がんの先天的遺伝子変異は主にBRCA1，BRCA2という遺伝子が関与する。これら遺伝子変異によって起こるがんを，遺伝性乳がん・卵巣がん症候群という。日本人の乳がんの5％前後が遺伝性乳がん・卵巣がん症候群と考えられている。

一方，大部分の乳がんは後天的な遺伝子変異によって起こる。現在，乳がん組織に見られる多くの遺伝子変異の検査から，乳がんを5つのサブタイプに分けることが多い。そのうち，性格がわかっていない1つを除き，4つのサブタイプを臨床で用いている。ただ，臨床現場では，乳がん組織の遺伝子検査の代わりに，乳がん組織のエストロゲンレセプター（ER），プロゲステロンレセプター（PgR），HER2，Ki-67（MIB-1）などの蛋白質を検査して，4つのサブグループに分けている。この方法でも，遺伝子を用いた場合とほぼ同じサブタイプに分けることができる。

4つのサブタイプは，Luminal A（ルミナールA），Luminal B，HER2（ハーツー），Basal-like（ベーサルライク，厳密な定義では同じものではないが，トリプルネガティブとも言われる）である。それぞれのサブタイプの性格は異なる。そのため治療では，それぞれのサブタイプに合った，ホルモン療法，化学療法，分子標的療法が選択される（表）。

表　乳がんのサブタイプとサブタイプ別治療

		ER 陽性 (ER, PgR の両方もしくは一方が陽性)	ER 陰性 (ER, PgR の両方が陰性)
HER2 陰性	Ki-67＜14	Luminal A ・化学療法× ・ホルモン療法○ ・抗 HER2 療法×	Basal-like(トリプルネガティブとも呼ばれる) ・化学療法○ ・ホルモン療法× ・抗 HER2 療法×
	Ki-67≧14	Luminal B ・化学療法○ ・ホルモン療法○ ・抗 HER2 療法×	
HER2 陽性		Luminal B ・化学療法○ ・ホルモン療法○ ・抗 HER2 療法○	HER2 ・化学療法○ ・ホルモン療法× ・抗 HER2 療法○

ER：エストロゲンレセプター，PgR：プロゲステロンレセプター。

9) 進行・再発乳がん

　進行・再発乳がんは，全身に乳がんが広がった状態であり，治療基本は全身治療である。治療方法は，原発乳がんや転移乳がん組織の性格（サブタイプ）によって決定する。遠隔転移が多いのは，肺，肝臓，骨，脳などであるが，どの臓器に転移しても乳がんの性格を失わない。つまり，肺に転移した場合でも，乳がんの治療を行うのであり，肺がんの治療を行うのではない。

　再発乳がんの10年生存率が10％に満たないことより。再発乳がんの治療は治癒（キュア：cure）よりケア（care）を考えた治療が中心となる。ケアを考える治療とは，生存期間の延長と症状緩和による QOL の改善である。近年，多くの新規全身療法薬の開発が進んだことより，乳がん再発後の生存期間が延長している。そのため，再発後も乳がんと長期にわたり共存していくことが可能になってきている。

（福田　護）

文　　献

1) 雑賀公美子・松田智大・祖父江友孝：日本のがん罹患の将来推計．祖父江友孝監修，がん・統計白書2012―データに基づくがん対策のために―，pp. 63-81，篠原出版新社，2012．
2) 公益財団法人 がん研究振興財団：がんの統計（http://www.fpcr.or.jp/publication/statistics.html）
3) 雑賀公美子・松田智大・祖父江友孝：前掲書，pp. 83-99．
4) 全国乳がん患者登録調査報告，第33号，12，日本乳癌学会，2004．
5) US Preventive Services Task Force : Screening for breast cancer : US Preventive Services Task Force recommendation statement. *Ann. Intern. Med.*, **151** : 716-726, 2009.

特別寄稿

「物語を生きる人間」という視点から

● 人間の関係性切断の病

　樋野先生ががん哲学外来を始められてから，気づいた意外なことがあるという。来談者の相談内容で一番多いのは，家族関係の悩みだというのだ。夫婦あるいは親子の不仲の中で旅立つ孤独感，後に残される妻の生活への不安，障害のある子を残すことへの不安，遺す財産の妻子への分配への迷い，等々，人はなぜこうも家族関係の悩みをかかえているのかと思うほどだという。樋野先生はがん哲学外来の窓口を開くと，がんの診断・治療に関するセカンドオピニオンを求める相談や病気の予後についての不安の相談などが多いのではないかと想像していたが，現実は違っていたというのだ。

　その話を聞いてすぐに思い起こしたのは，臨床心理学者だった故・河合隼雄先生がよく話していたことだった。現代人の心の病の多くは，人間の関係性の切断の病であるというのだ。かつて社会が，農家にせよ商家や職人にせよ，人々が良くも悪くも家というものに縛られて"大家族"で暮らしていた時代には，生老病死は家族・親族の中でいわば定型化された営みとして対処され，わが身に降りかかってくる病を運命として受け容れるしかなかった。

　しかし，人口の流動化，都市化，核家族化が急速に進むにつれて，人々は生まれ育ちの中で生老病死を身近な体験をとおして学ぶという機会は失われ，家族が順送りに支えるという営みも稀薄になった。生活や職業はバラバラだし，人生観や価値観もまちまち。そういう中で，重い病気になったり死が避けられなくなったりした時，家族の関係性が心の通い合いの稀薄なものになっていることに気づかされる。

　自分は家族のために働いてきたと思っていたのに，気がつけばそれは自分だけの思いこみに過ぎず，家族の一人ひとりは勝手に自分の生き方を追いかけて

いるだけだと知らされる。自分の人生は一体何だったのだと虚無感に襲われる。そうでなくても，人は古来，死と死後の世界について不安や恐怖を抱いてきた。それゆえに，宗教が生み出された。

　一体，現代人に魂の救いは可能なのだろうか。

●「自分の死を創る時代」の新段階

　私はこれまで30数年間，がんや難病を中心に，病気の進行した患者や後に残された家族の話を聴いたり，闘病記や追悼記の数々を読んだりして，多くのドキュメンタリーな作品を書いてきた。『ガン50人の勇気』(1981年)，『「死の医学」への序章』(1986年)，『「死の医学」への日記』(1996年)，『新・がん50人の勇気』(2009年) などが主なものだ。

　その30数年間を振り返ると，がんに対する医療の取り組み方の面でも，患者の闘病のかたちや死の迎え方の面でも，大きな変化が見られる。がんの診断法，治療法が大きく進展したことは言うまでもないが，特にがんが進行して末期になってしまった段階での変化には顕著なものがある。医療の面では，疼痛治療法の発達をはじめ，緩和医療の進展，緩和ケア病棟（ホスピス）の普及，在宅ホスピスケアの取り組みの広がりなどがある。

　他方，患者・家族の闘病の面では，がんの告知を受けて病気と向き合うようになり，最後の日々を過ごす場を病院一辺倒でなく，ホスピスや自宅や宮崎の"かあさんの家"に代表される新しいかたちの在宅的小規模グループホーム（いわゆるホームホスピス）などのどれかを選択する人々が増えてきた。とりわけ在宅ホスピスケアを選ぶ人が多くなりつつあることは，圧倒的な病院死の時代を大きく変えつつある。

　人はなぜ，人生の最後の日々を家で過ごしたいと思うのか。それは，他の誰のものでもない自分の生活と人生を，自分なりのそれまでの文脈から切断されたものにしたくないからであろう。入院生活を在宅ケアに切り替えたことで，そのことを痛切に感じたという患者の声を何度も聞いている。

　私は，1980年代に，現代の医療状況の下では，死が避けられなくなった時，「どのような場とかたちで死を迎えるのか，自分で創らないと人生の最終章を納得できるかたちで完成させることはできない」という意味で，現代を「自分

の死を創る時代」と呼ぼうと提案した。その考え方は，いまでも変わらないが，死を取り巻く環境が上記のように大きく変わってきたことに伴い，「自分の死を創る」ための具体的な心得も変えなければならなくなってきている状況がある。

　そういう環境の変化で一番大きいのは，高齢化の急速な進行と核家族化であろう。老老介護，孤独死・孤立死というキーワードが他人事でなくなっていることが，環境の変化の最先端の状況を如実に示している。

●「物語」という視点の重要性

　問題の本質を見極めるための窓となるキーワードとして，「人間は物語を生きている」という人間観を導入することが有効だと，私は考えている。

　そう考えるようになったきっかけは，故・河合隼雄先生の「人は物語らないとわからない」という言葉だった。心に悩みや葛藤をかかえて苦しんでいる人が，面接を受けに来る。はじめのうちは，心の苦しみの現実をあれこれ断片的に語る。どうしてそうなのか，今苦しみのプロセスのどこにいるのか，どう解決しようとしているのかといったことが，よくわからない。まさに渾沌（カオス）の状態にあるのだ。

　しかし，面談を長期にわたって何回も繰り返すうちに，クライエント自身が自分の生きている経過とその中での苦悩を少しずつ整理できるようになり，たとえば「振り返ってみると，何がこうだったから，自分はこんな風に自分を追いこむような考え方をしてしまったんだと思うのです。でも，苦しんだおかげで，いろいろ大事なことに気づきました。心の病気をしたことは，決して無駄ではなかったと思います」と言うようになる。自分の苦しんだ日々に"文脈"をつけたのだ。"文脈"をつけるとは，物語化することにほかならない。「人は物語らないとわからない」とは，単に相談を受ける側（カウンセラー）がクライエントの苦悩の文脈を理解するという一面的な意味だけでなく，クライエント自身が自らの苦しみの日々に納得感を獲得し，自分の人生を受容するという，より深い意味を持つのだ。

　私はこの河合先生の言葉から，作家として習性からと言おうか，一般的な人間観として，「人間は物語を生きている」というとらえ方を思いついたのだ。

病気を克服した人であれ旅立った人であれ，私が本人や家族の話を聴き，その記録を書く時，ただ聴いたままを書くのでなく，私なりの発想工房の中で筋道を立て（つまり文脈を創り），物語化する作業をしている。あるいは，最近各地に徐々に広まっている，傾聴の発展形と言える「聞き書きボランティア」による聞き書き文集を読むと，どんな職業人であれ生涯主婦業の人であれ，一人の人間が生き抜いた人生というものは，一編の長編小説に匹敵するだけの豊かな内実に満ちている。「聞き書きボランティア」の指導にあたっている作家・小田豊二氏の名言がある。「一人の人間が自分の人生について何も語らずに死んでしまうことは，金銀財宝のいっぱい詰まった蔵が1つ焼け落ちるに等しい」と。

　私は1980年代から90年代はじめにかけて，「人はなぜ闘病記を書くのか」というテーマ意識で，数百冊の闘病記・追悼記（詩歌集を含む）を収集し目を通した。そこから得られた答の中で最も重要なのは，〈人は死を意識した時，自分が歩んだ人生の全体像を確認したいがために書く（あるいは詠む）〉〈自分が他の誰でもない自分として生きた証をつかみたい〉というものだった。まさに「人は物語を生きている」がゆえの営みと言える。

●「臨床の知」のパラダイム

　人間を以上のような視点でとらえるなら，進行したがんや難病の患者にかかわる医療とケア・介護などの支援との関係性（あり方）は，根本的にパラダイム（考え方の枠組み）の転換を求められるはずだ。

　現代医療とケア・介護などの支援との関係性は，図に示すように，従来はまず医療が厳として中央に鎮座し，あとは患者のニーズに応じて，医療の隙間を埋める補助的なものとしての心身のケアや介護，理学療法，生きがいとしての表現活動・社会活動・外出の支援，ソシアルワーカー支援，人生相談等々が医療の周辺に位置づけられてきた。

　しかし，患者が最期の刻までその人らしく生き抜くために何が必要かという，患者の視点から求められる支援の構図を考えると，まず明確に描くべきものは，全人的ケアという大きな円であろう。その全人的ケアを満たすためのかかわりとして，医療とケア・介護などの各種支援行為がよきチームワークの下

〈在来の枠組み〉　　〈新しいパラダイム〉

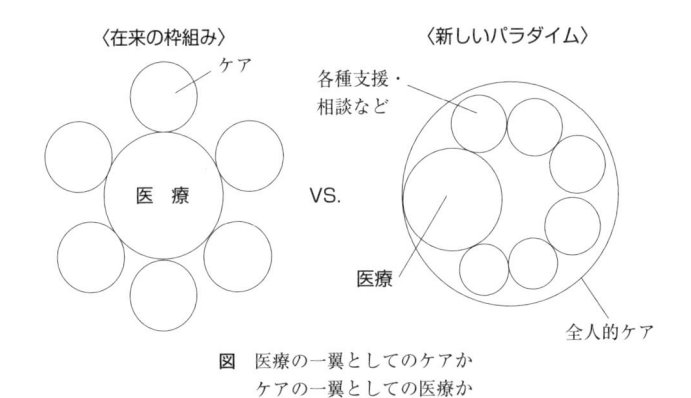

図　医療の一翼としてのケアか
　　ケアの一翼としての医療か

に対等の関係で位置づけられている。この構図は，医療とケアのパラダイムの転換と言えるほど，関係スタッフの意識の持ち方の点で大きな意味を持つ。

　この新しいパラダイムは，実は「臨床とは何か」という，人間と向き合う医学・医療の本質にかかわる問題を提起している。

　現代の医学・医療は，EBM（エビデンス・ベースド・メディスン）という用語に代表されるように，科学的方法が絶対的に重視されるようになっている。その実践として，標準的治療法がある。それはそれで，医療者の恣意的判断や宣伝的行為や呪術的治療を排除するうえで重要であるのは言うまでもないが，医療者が科学性にばかり偏ると，患者を病む人間として診る姿勢を失わせる。古くから言われてきた「病気（疾患）だけを見るのではなく，人間を見よ」という戒めは，医学が進むほど重要になってきている。

　科学は人間やいのちの一般性の側面を理解するための一つの方法であって，家族や社会との関係の中で悩んだり壁にぶつかったりしている人間，あるいは個性的な人生を歩んできた人間の，極めて個別性の強い全人像を理解する手段ではない。

　「科学の知」が人間やいのちの全容を解明してくれるという錯覚に対し，「科学の知」の利点と欠陥について明確に腑分けして，「臨床の知」の重要性を説いたのは，哲学者だ。その日本における理論的提起として私が感銘を受けたのは，哲学者・中村雄二郎先生による『臨床の知とは何か』（岩波新書，1992年）だ。その概要は，こうだ。

「科学の知」が幅広く人々に信頼され，説得力，影響力を持つのは，〈普遍性（一般性）〉〈論理性〉〈客観性（実証性）〉という近代科学成立の3条件を満たしているからである。同種の物事に共通に適用できる〈普遍性〉，因果関係などについて他者を有無を言わせず説得できる〈論理性〉，誰でもが認めざるを得ない事実としてそこにある〈客観性〉の三拍子がそろっているのだから，鬼に金棒である。しかし，一人ひとりの人間の生活や人生，他者との関係性といった問題になると，10人10色で，普遍性を満たすとらえ方はできなくなる。そこで科学は，個別性や一過性の事象は対象から外すのだが，「科学の知」の力があまりに強いものだから，社会は科学が排除したものに対し，目を向けなくなる。現代医学が内包している問題は，まさに「科学の知」の限界であり隙間なのである。

　そこで，中村先生は「臨床の知」というものを提起する。「臨床の知」とは，〈固有世界（個別性）〉〈事物の多義性（多様性）〉〈身体をそなえた行為（人間が個別性をもってその折々の状況に応じて対応する行為）〉という，いずれも「科学の知」では対象から外された事象を重要な要素にする。中村先生は，こう論じている。

　〈臨床の知は，個々の場合や場所を重視して深層の現実にかかわり，世界や他者がわれわれに示す隠された意味を相互行為のうちに読み取り，捉える働きをする。〉

　この指摘は，科学としての医学と真に臨床に添う医療との本質的な違いを明確に論じたものと言うことができるだろう。まさに「物語を生きる人間」に寄り添う"実践知"でもある。

　最近，医療界に「生活臨床」という新しい用語が導入され始めている。暮らしの中で療養しつつその人らしく生き抜き，暮らしの中で死に逝くというかたちを支えるものとして，患者の生活の場とそこでの生き方を大事にする「生活臨床」は，まさに哲学で言う「臨床の知」の医療の分野における具体的取り組みの用語と言える。

　以上のような考察をとおして，あらためて「がん哲学外来」という用語と取り組みを見つめ直すと，何と言い得て妙かと感慨を新たにするのである。

柳田邦男

結

　医学生のとき大学で教わった医学は，先人たちの業績に基づいた話を「偉い」先生方が，自信を持って話されるので，「医学は万能である」ような感覚を持った．しかし，実際，医師になって現場に入ると，医学の不確実性と医療の脆弱性を痛感させられた．以来30年，自身としては医学知識・医療技術は，経験とともにそれなりに増えたが，医学に対する限界感も増加する一方である．新しい医療技術・薬品の導入とともに，新しい合併症・医療事故・副作用が増えていく．医学は多数の症例を客観的にとらえ，その中に普遍性を見出そうとし，統計をとり，evidence-based medicine（EBM：根拠に基づいた医療）を行おうとしているが，結局は確率論に基づいて説明し，informed consentを得て治療が進んでいく．この手術は99％成功すると言っても，1％の人は取り残される．

　近代科学は，客観的な観測を行い，真理を見出そうとしたが，客観性という理念に対する疑問がでてきた．臨床の場では，対象者に影響を与えない客観的な観察・観測は不可能である．対象者と観察者との相対関係・相互作用で事象は進行する．忙しい医療現場では，患者さんの訴えの中から，症状・所見を切り取り，診断をつけて，定型的な治療に落とし込んでいる．各疾患の診療ガイドラインがその典型である．

　客観性の追及という科学至上主義に対する反省から生まれたのがnarrative-based medicine（NBM：物語に基づいた医療）である．患者さんの話す「物語」から，病気の背景や人間関係を理解し，患者さんの抱える身体的，精神的，社会的な問題にアプローチしていこうという臨床手法である．そして医学の不確実性・医療の限界を踏まえ，NBMに哲学を持ち込んだものが臨床哲学であり，がん患者さんやその家族，医療者，市民を対象とした臨床哲学が「がん哲学」である．

がん哲学外来コーディネーターに対して，各人の持つイメージはそれぞれであり，確立したものはない。もちろん，医師に対するイメージにしても，威厳がある（威張っている），冷静である（冷淡である）などのステレオタイプなものから，現在は大きく変化している。
　そこで，ここでは私見ではあるが，がん哲学外来コーディネーターに対するイメージや要素をまとめてみた。
　第一に，がん哲学外来コーディネーターは，「元来哲学は，人がどう生きるのか，どのように人を理解するのか，どう成長するのかなどの根源的考察である。がんという生物としての本質を揺るがす経験をして会得した人間の物語が，哲学の理解を深めないはずがない」ことを実感している必要がある。というより，患者さんや御家族のそのような物語を聞いて，何も感じないほど鈍感になってしまった人には向いていない（おそらくそういう方は忙しすぎるので，しばらく休養することをお勧めする）。
　第二に，「聴くこと」である。これは相手の言葉を聞き逃さないように注意深く耳をすませることではない。大学の講義などで，一言一句聞き逃さないように，講師の顔などには眼もくれずに，冗談も含めて全てノートに書き取る速記者のような学生もいたが，講義する側としては，視線を合わせてくれる学生に対してのほうが話しやすい。「聴くこと」では，相手の物語の内容だけでなく，表情・声・態度・雰囲気なども受け取る必要があるのだ。相手が沈黙していても，言葉を促すばかりが良いとは限らない。沈黙の背後にある物語を聴こうとする態度が必要である。人はあまりに忙しそうにしている人に対しては話しかけにくい。コーディネーターの持っている「暇げな風貌」や「脇の甘さ」などは，人に物語を話させる資質と言えよう。私の専門である整形外科外来には，年配の方が多い。「どうされましたか？」「右膝が痛いんです」「いつごろからですか？」「10年前からです」「ずいぶん前からですね」「いやそれは左膝の話です」と言って，主訴の右膝痛にいくまでに，左膝痛の長編物語を聞かされることがある。後に他の患者さんがお待ちでないときは，物語にお付き合いし，コミュニケーションを深めている。もう一つ，患者さんや御家族から物語を聴きだすのに必要なものは，「礼儀正しさ」である。医学教育では患者さんや御家族に対しては，同じ目線で話そうと言われるが，「相手に対する敬意」

を忘れないようにしたい。人は自分に対する敬意に敏感である（悪意に対しても敏感である）。上から目線の人には話す気がしない。

　第三に，物語に対してのコーディネーターの反応である。患者さんや御家族の言葉を縛らないように注意しなければならない。人は話すとき，頭の中でできあがった理路整然とした物語を淡々と進めるような気がするが，物語は聴き手との共同作業で進んでいくのである。コーディネーターがあまりにも分析的に受け取って，治療者の立場に立ってしまって発言すると，相手が動けなくなってしまうことがある。がん哲学外来コーディネーターは，がんの臨床だけでなく，哲学も勉強する必要があるが，高邁（こうまい）な理論を押し付けるのではなく，もう一度，平易な言葉で語り手が咀嚼（そしゃく）できるようにしなくてはならない。語り手が自分自身のことばで「こういうことだったんだ」と話せるのが理想である。このとき話される物語は，話し手側からの言葉か，聴き手側からの言葉かわからないようになる。聴き手は話し手の物語の中に入っていき，自分は「ここにいますよ」と伝えればよいのである。他者を理解することは困難であるが，一緒にいてわかろうとすることが大切である。他者を自分の理解の枠組みに押し込めることができると考えるのは傲慢である。「会議は結論をださなければいけない」と全てをまとめようとする人もいるが，まとめなくてもかまわない。一緒に考えることが重要なのである。哲学はもともと結論のでないことをあれこれと考える学問である。

　第四に，コーディネーターと患者さんや御家族との関係である。患者さんや御家族の悩みに，快刀乱麻を断つがごとく一言で納得させて救済するカリスマも素晴らしいのだが，マインドコントローラーにならないような注意が必要である。カリスマ性が高じてしまうと，患者さんや御家族はいつまでもその人から離れられないようになってしまう。できれば空気のような存在になれればと思う。患者さんや御家族が物語とともに癒されていき，コーディネーターの存在が希薄になっていく関係が良いのではないか。そのためには患者さんや御家族との距離が重要である。離れ過ぎず，着き過ぎず，距離を上手にとることが大切である。一定の距離を保つのが良いとも限らないが，コーディネーターはその距離を意識しなくてはならない。がん哲学を通して，成長した人がそこから旅立ち，別の場所で周りの人を癒していくのが理想である。がん患者さんや

御家族は「救済の対象」ではなく，「解放の主体」とならなければならない。物語は開かれていないといけないのである。

　がん哲学外来コーディネーターは，医学ではがん診療を学び，臨床という立場では物語に入り込んで身体で問題を感じとり，哲学ではそれを深く掘り下げて言葉にしようとする。臨床にかける時間とそれを哲学的に思考し言葉にする時間とのバランスをとらねばならない。臨床のみに力を入れると，読書や思考が疎かになり人間に関する知識が乏しくなる。読書や思考に時間を取られすぎると，臨床の実践が疎かになる。がん哲学外来コーディネーターは，科学としての医学と，個々性・一回性の臨床と，言葉にして普遍性を求めようとする哲学と，三つの間に位置して，医療の「隙間」を埋める存在である。

2013 年 8 月

村島隆太郎

編者略歴

樋野興夫（ひのおきお）

- 1954年　島根県に生まれる
- 1979年　愛媛大学医学部卒業
- 現　在　順天堂大学医学部病理・腫瘍学教授
　　　　　一般社団法人 がん哲学外来理事長
　　　　　医学博士

がん哲学外来コーディネーター　　定価はカバーに表示

2013年9月27日　初版第1刷発行

編　者　　樋野興夫

発　行　　株式会社 みみずく舎
　　　　　〒169-0073
　　　　　東京都新宿区百人町1-22-23　新宿ノモスビル2F
　　　　　TEL：03-5330-2585　　FAX：03-5389-6452

発　売　　株式会社 医学評論社
　　　　　〒169-0073
　　　　　東京都新宿区百人町1-22-23　新宿ノモスビル2F
　　　　　TEL：03-5330-2441（代）　FAX：03-5389-6452
　　　　　http://www.igakuhyoronsha.co.jp/

印刷・製本：大日本法令印刷　／　装丁：安孫子正浩

ISBN 978-4-86399-214-6　C3047